“腕が上がらない”“眠れない”痛み すぐ改善

四十肩・五十肩は自分で治せる!

しじゅうかた・ごじゅうかた

さかいクリニックグループ代表
酒井慎太郎

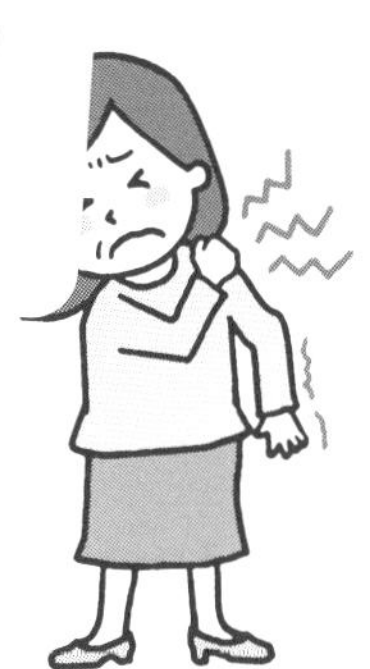

Gakken

はじめに

四十肩や五十肩については、「間違った認識」が広まっています。

「40～50代になれば、誰にでも起こることだからしかたない」

「肩周りの痛み、肩～腕の動かしづらさを感じた途端、『よくある四十肩・五十肩に自分もついになってしまった』と考える」

「今はつらくても、四十肩や五十肩なんて放っておけば治るもの」

これら3つは、まさに代表的な誤解の例と言えます。

四十肩・五十肩が、中年世代の40～50代に多く発症することは事実です。

しかし、私のクリニックでは、30代前半や60～70代のかたでも、「四十肩・五十

肩のような症状が出始めて困っています」と訴えるケースが数え切れないほど多くあります。

そもそも、四十肩・五十肩には、「肩関節周囲炎（かたかんせつしゅういえん）」という医学的な正式名称があります。その名のとおり、肩関節の周囲にある組織に炎症や癒着（ゆちゃく）が生じ、肩～腕を自由に動かしづらくなったり、痛みを感じたりする疾患です。

ただし、その発生原因は1つではありません。例えば「四十肩（五十肩）だと思う」と来院される患者さんの中には、**「腱板断裂（けんばんだんれつ）」や「インピンジメント症候群」のかたも散見されます。**「腱板断裂」の患者数は約600万人と言われ、**50代以上の4人に1人と推計されています。**これらは腱板が切れたり痛んだりしているのですから、**"腕が上がらない＝皆と同じ四十肩・五十肩になった"と自己診断や対処をするのは、まったくの誤りということになるわけです。**

そのうえ、このような思い込みや自己診断をしていると、肩周りのトラブルはいっそう悪化していく傾向があります。

いわゆる軽度の四十肩や五十肩なら自然に治ることもありえますが、**痛みや動かしづらさの原因になっている疾患が自然に治るものでなければ、放っておくのではつらさから解放されることはありません。**

それどころか、肩周りの関節・筋肉・腱（筋肉と骨をつないでいる組織）・靱帯（骨と骨をつないでいる組織）などが連携していることによって、〝負の連鎖〟が生まれてしまい、いっそう耐えられないほどの苦痛を抱えてしまうこともあります。

その結果、病院や整形外科などに飛び込み、**最悪の場合には手術を宣告されてしまうこともあるのです。**

本書は、こうした間違った認識を改めつつ、肩周りの痛み・動かしづらさをしっかり解消させるため、新たに書き下ろした本です。

内容としては、四十肩・五十肩を「肩トラブル」という広い意味として捉え、より多くのかたがたの肩トラブルを治せるようにしています。

つまり、専門的な分類による〝厳密な意味での四十肩・五十肩＝肩関節周囲炎〟だけに限定せず、**「実は肩関節周囲炎よりも別の疾患名のほうがふさわしい状態」に対しても、トラブルの解消・改善・再発予防にきわめて有効なセルフケアをご紹介しているということです。**

本書によって皆さんは、「今ある痛みや動かしづらさ」を自分で治すうえで、万全のセルフケア法を身につけることができます。

そのセルフケアの〝主役〟は、肩周りの問題発生のメカニズムを考慮した、根本的な原因を自力で解決に導くストレッチです。

やりかたは非常に簡単ですから、本書を読み終えたら、ぜひすぐにでも試していただきたいと思います。

また、四十肩・五十肩を含む肩トラブルときっちり決別するためには、日常生活中の姿勢や習慣、癖などを見直すことも非常に有効であるため、それらについても順を追ってお伝えしていきます。

私は、四十肩・五十肩はもちろん、重度の腰痛・首痛・ひざ痛・股関節痛・肩こりなどを治療する「さかいクリニックグループ」を開業しています。当院では、スタッフ総出で170人以上の患者さんと毎日向き合い、これまでに延べ100万人以上のかたがたに施術をしてきました。

こうした経験から確かに言えるのが、今までお話ししてきたように、**皆さん自身の力で四十肩・五十肩は治せるということ**。これからは、あきらめたり放置したりせず、不快な症状をきちんと消し去るようにしてください。

さぁ、本書を存分に活用し、つらい肩トラブルに終止符を打ちましょう。

2019年10月

さかいクリニックグループ代表　酒井慎太郎

もくじ

第1章

真の原因を見つけて治す！ セルフチェック＆特効ストレッチ

酒井式　痛み・動かしづらさ解消ストレッチのルール ……… 028

第2章

肩の痛み・不調は自分で治せる！

第3章
なぜ、簡単ストレッチで肩の痛み・不調が消えるのか

第4章 **四十肩・五十肩を自分で克服した症例集**

第5章 四十肩・五十肩を自分で治すために知っておくべき日常生活の工夫

第6章

四十肩・五十肩を治すと さらに健康で若々しくなる！

第7章
よくある疑問をすべて解消！肩トラブル対策Q＆A

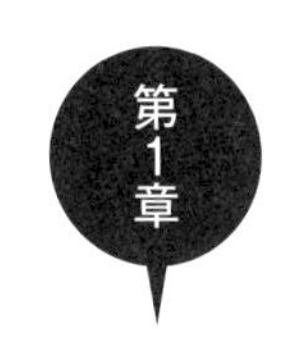

真の原因を見つけて治す！

セルフチェック
&
特効ストレッチ

間違った思い込みを改め、ほんとうの原因を知ることが不可欠

四十肩・五十肩は、放っておいても治らない。そもそも、肩周りの痛みや腕の動かしづらさは、厳密な意味での四十肩・五十肩（肩関節周囲炎）ではない疾患によって引き起こされていることも非常に多い――。

この点は、「はじめに」でお話ししたとおりです。

ですから、これまでのように四十肩・五十肩を甘く見てはいけません。**やっかいな症状を自力で解消するためには、間違った思い込みを正し、痛み・動かしづらさのほんとうの原因を知ることが不可欠です。** それができてこそ、不調を克服するスタートが切れるということなのです。

ここで、ずばり言っておきましょう。**肩のほとんどのトラブルは、「ストレートネック」と「巻き肩」から始まります。**

ストレートネックとは、その名のとおり、本来は緩やかにカーブしているはずの首の骨（関節）の並びが真っ直ぐになってしまった状態です。一方、巻き肩とは、肩の位置が前方にズレてしまっている状態です。

ストレートネックと巻き肩についての詳細は第2章に譲りますが、あなたも肩の痛みや動かしづらさに悩まされているならば、これらが原因となっていることはじゅうぶんに考えられます。

ということは、その点をまず確認してこそ、あきらめかけていた痛みや動かしづらさを、うまく解消・改善に導けるということになります。

そこで次のページでは、こうした典型的なパターンで問題が発生・進行しているか否かを知ることができる、簡単なチェックテストを用意しました。

当てはまる項目にチェックを入れましょう。

セルフチェック

ご自分に当てはまる項目をチェックしましょう。

1. デスクワークや家事、スマートフォンの使用などで、前かがみの姿勢・うつむきの姿勢を長時間取っている □
2. いつも使っているパソコンは、デスクトップ型ではなく、ノート型だ □
3. 「単なる肩こり」と思っていたら、重だるい不快感がいつのまにか痛みに変わり、肩・腕を動かしづらくなった □
4. 後頭部を両手で触れない □
5. 腰の後ろに両手を回し、帯を結ぶような動作ができない □
6. 片腕を上から、もう片方の腕を下から背中側に回して、両手を握る動きをすることができない □

自分で治すための

7 真下に下ろした腕を真横に上げるとき、体から60度以上の角度になると、痛みや違和感がある □

8 就寝中、肩の痛みで目覚めることがある。または、痛みが気になって、なかなか寝つけない □

9 肩の痛みやこわばりが気になって、横向きに寝ることができない □

10 朝の起床時、首や肩が痛くなったり、動かしづらくなったりする □

11 肩周りの痛みやだるさに加えて、手のしびれまで感じるようになった □

12 肩の痛み・動かしづらさに加えて、ひじにまで痛みが現れたり、呼吸が苦しくなったりするようになった □

セルフチェックの診断結果

18～19ページでお話ししたように、四十肩・五十肩や肩トラブルの発端は、肩によくない生活習慣を積み重ねた結果として現れる「ストレートネック」と「巻き肩」です。

セルフチェックの中にある❶と❷の内容は、**そうしたストレートネックと巻き肩を生み出してしまう代表的な生活習慣と考えてください。**

実際は、まずストレートネックになってしまい、その後に巻き肩が派生するように現れるパターンがほとんどです。20ページにある❸～❻の内容は、巻き肩になってしまったときの症状ですから、いずれかが該当している場合は、すでにストレートネックという問題まで抱えている可能性が高いと言えます。

そこで、第2章ではストレートネックと巻き肩のチェックを写真付きで説明するページを用意しています。57ページも参考にしてください。

いずれにしても、ストレートネック・巻き肩という悪い姿勢が当たり前になると、❼～⓬のような肩トラブルが現れるのは時間の問題です。

こうしたトラブルの起こる流れを見てみると、❶～❻**の項目に該当したかたは、**

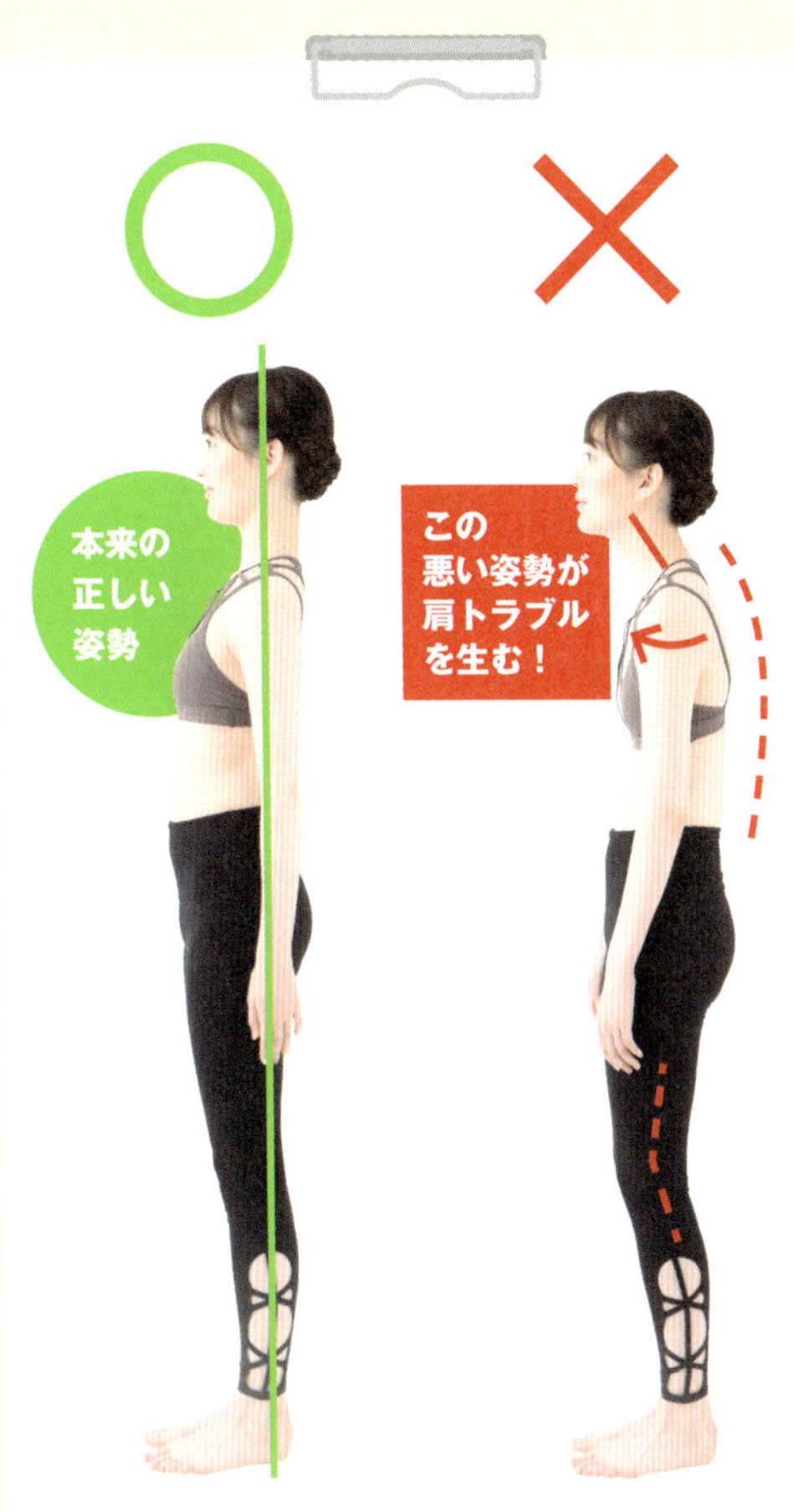

肩だけでなく、全身の健康にいい姿勢は、耳の穴・肩の前後中央・足のくるぶしが直線上にある状態。

ストレートネックと巻き肩があると、肩トラブルを引き起こすだけでなく、猫背・ひざの曲がりも招いて悪影響が全身に及ぶ。

たとえ現時点で大きな問題がなくても、四十肩・五十肩や肩トラブルの予備軍と言えます。「適切なケアをできるだけ早くすべき」とおわかりになるでしょう。❼〜⓬の項目に該当したかたなら、もはや「待ったなし」の状況となります。以降で紹介する各種ストレッチを、ぜひ実践するようにしてください。

動かしづらさの原因と症状

肩関節は、1つの関節ではありません。

一般的に言われる「肩関節」とは、正式には「肩甲上腕関節」と呼ばれます。これは文字どおり、肩甲骨のくぼみ部分に、二の腕の骨＝上腕骨の先端の丸い部分（上腕骨頭）がはまるようにして構成されている関節です。こうした形状の関節（球関節）であるため、さまざまな方向に動くことができ、本来はすべての関節の中でも最も動く範囲が大きい関節とされています。

また、その他の肩関節としては、鎖骨と肩峰（肩甲骨の屋根に相当する部分）のジョイント部である「肩鎖関節」、鎖骨と胸骨のジョイント部である「胸鎖関節」、肩峰・棘上筋の腱・肩峰下滑液包から構成される「肩峰下関節」、肩甲骨と肋骨から構成される「肩甲胸郭関節」があります。

これらの関節・骨を動かすのは、腱によって接

肩の関節の構造

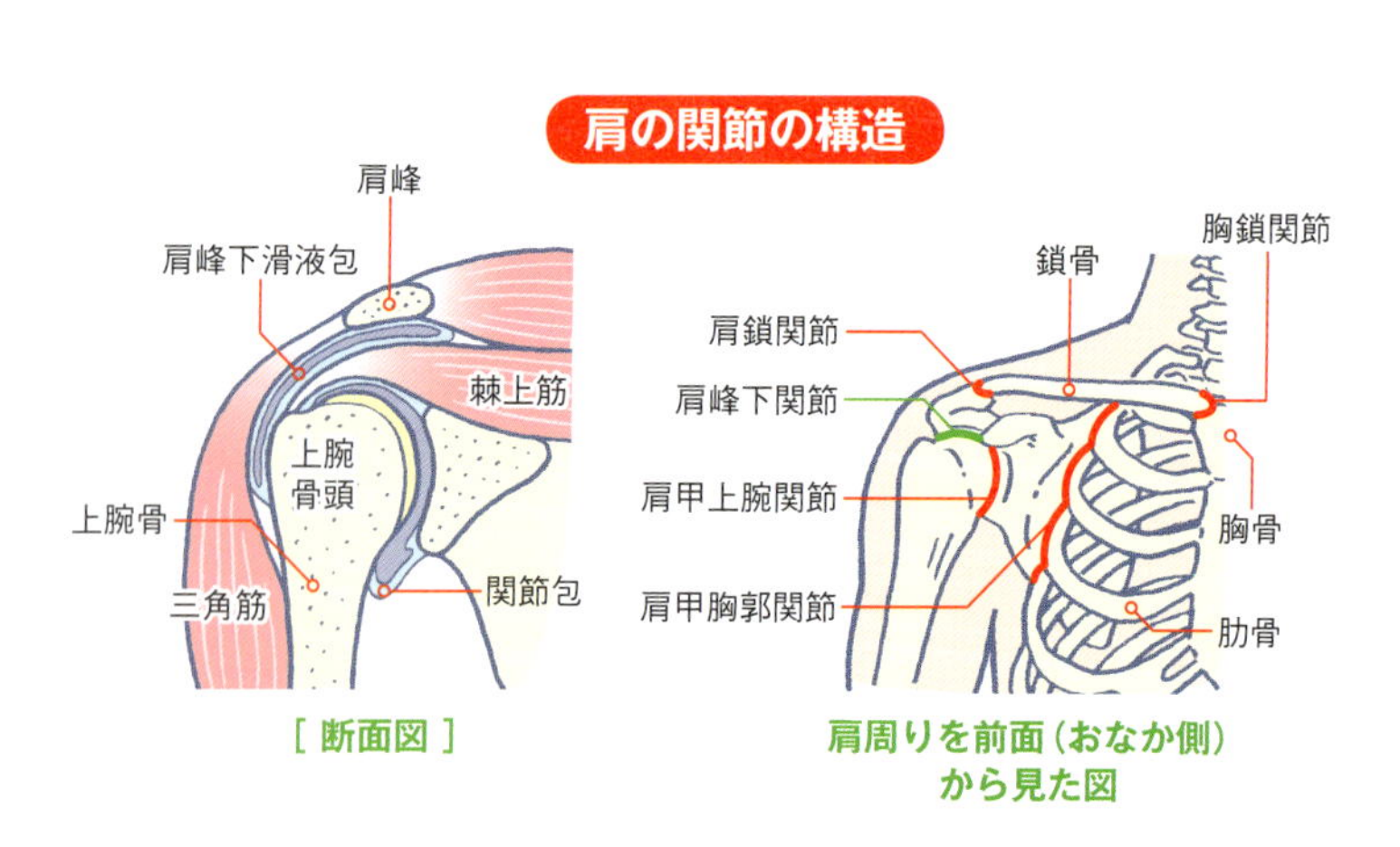

［ 断面図 ］

肩周りを前面（おなか側）から見た図

ひと目でわかる！ 痛み・

続している筋肉です。また、安定性を保つためには、骨と骨を結び付けている組織＝靱帯も大きな役割を果たしています。

ところが、ストレートネックや巻き肩になってしまうと、こうした肩の関節・筋肉・腱・靱帯などのバランスが崩れていきます。そして、なにもケアをしなければ、筋肉が緊張・収縮・硬化したり、靱帯が傷ついたりして、肩周りの神経や血流も悪くなります。これらの結果として、痛みや動かしづらさが現れるのです。

トラブルが起こるメカニズム

ストレートネックや巻き肩が発生する

肩の関節・筋肉・腱・靱帯などのバランスが崩れる

肩周りの組織に異常発生

痛みや動かしづらさが現れる

肩周りの主な神経・血管

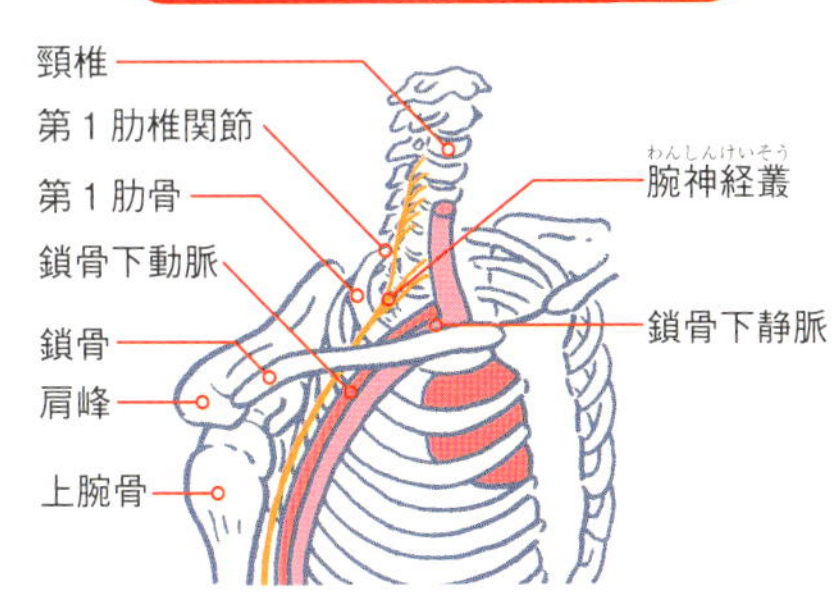

トラブルの正体

肩に痛みや動かしづらさがある場合、広い意味では四十肩・五十肩と捉えられます。ただ、すでにお話ししたように、その悩みをきちんと解消するためには、セルフケアを施す〝ターゲット〟を絞る必要があります。

どういうことかと言うと、漠然と「『肩全体』を見ながらケアする」のではなく、もう少しトラブルの正体に迫り、「肩の『この部分』をピンポイントにケアしよう」という考えを持って実践していただきたいということです。

特に、左ページ上の囲みにあるように、およそ60度以上に腕を上げるときに問題がある場合は、なおさらしっかり対処すべきです。

こうしたピンポイントのケアを行うために、ぜひ参考にしていただきたいのが下にある2つの図で、肩周りに起きる主要な疾患をあげ

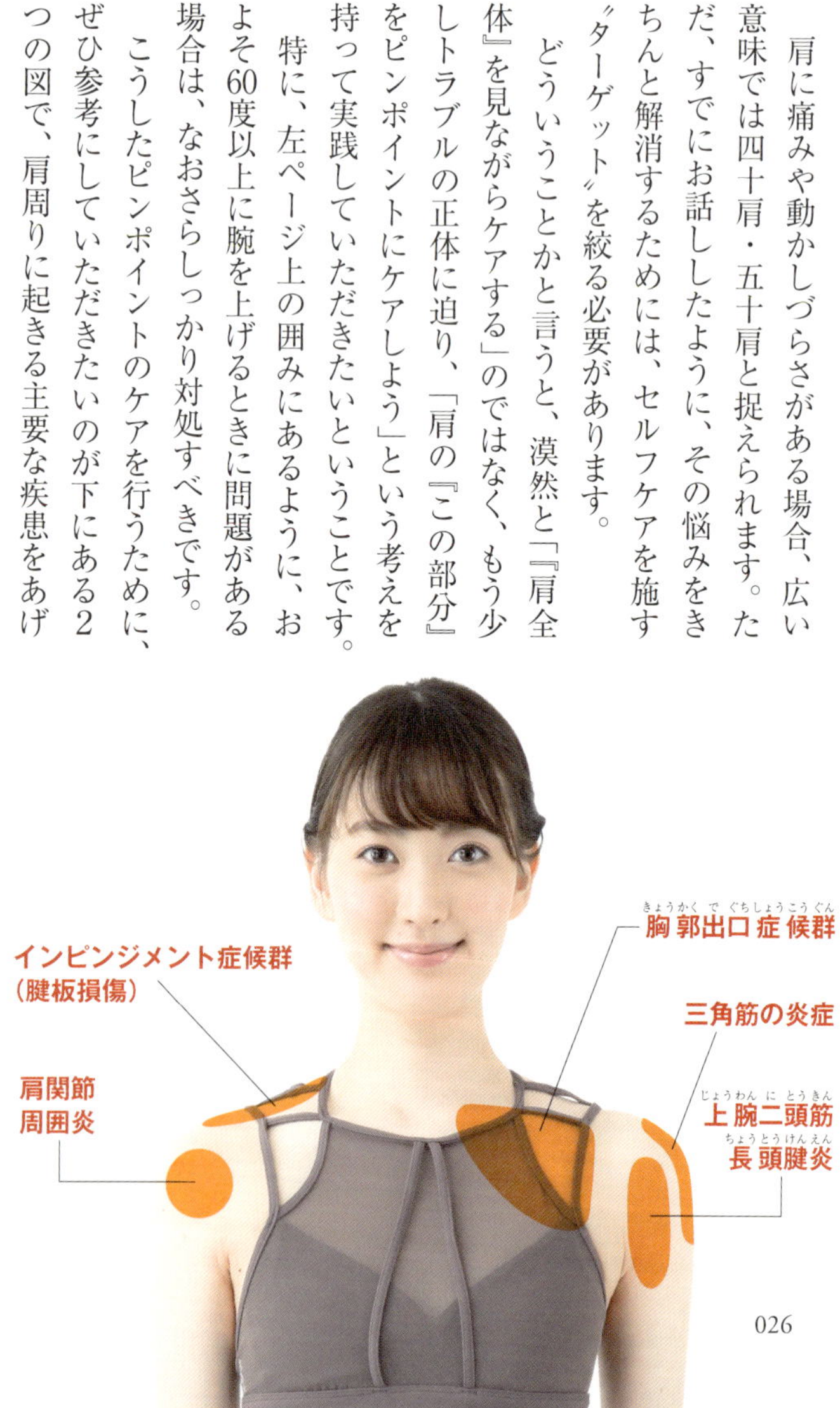

肩周りに起きる

ています。ここで自分の肩トラブルの元凶と、そのトラブルの発生ポイントをおさえておきましょう。

そうすれば、各種ストレッチ（30～47ページ参照）で適切にケアできますし、普段の生活でそのポイントに無理がかからないように気をつけることもできるでしょう。また、トラブルの元凶となっている疾患名を頭の片隅にでも置いておけば、新しい情報を得るうえでも必ず役立つはずです。

腕を上げられる「角度」にも注目！

このように、腕を体の側面から上げようとするとき、60度ぐらいから痛み・動かしづらさなどの違和感があれば、ケアの必要なトラブルが肩に起きている可能性大。

60度

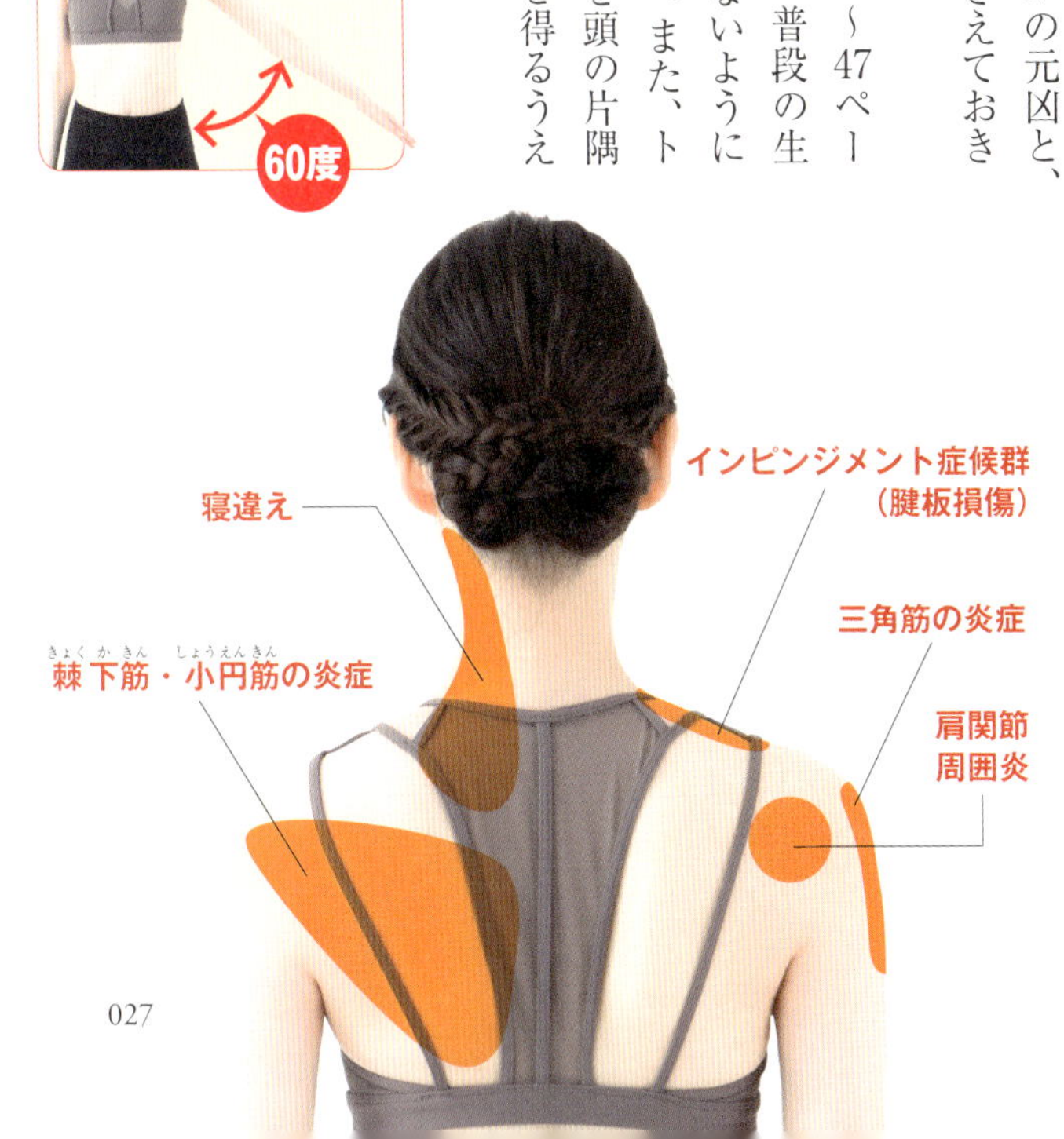

酒井式

痛み・動かしづらさ解消ストレッチのルール

それでは、肩の痛み・動かしづらさの解消に非常に有効なストレッチを、順に紹介していきましょう。

それらはすべて、肩トラブルの原因に直接アプローチし、問題の元凶を取り除くメカニズムが効率的に働くものばかりです。例えば、テニスボールを使って行うストレッチは、私が治療院で長年行い、患者さんの99％に効果のあった「関節包内矯正（かんせつほうないきょうせい）」という治療法をもとに、誰もが簡単に実践できるよう改良したものです。その他のストレッチも、肩周りの関節・筋肉・腱・靱帯などの組織を〝本来あるべき状態〟に導くものばかりです。

最小の労力で最大の効果が得られるように厳選した、合理的なストレッチ――。ぜひ、試してみてください。

四十肩・五十肩とされる肩の痛みの解消、改善に有効です

ポイント 1

基本のストレッチ3種類（30〜35ページ）とケアする部分に合ったストレッチを実践する

ポイント 2

床で行うストレッチは、フローリングやたたみなど、硬めで平らな床の上で行う

ポイント 3

「イタ気持ちいい」と感じる程度の加減で行うようにする

ポイント 4

できるだけ毎日実践し、明確な効果が現れやすい2〜3週間後まで続けてみる

用意するもの

硬式のテニスボール2個 ▶

ボールをぴったりくっ付け、ガムテープなどを巻いて固定する。30、46ページで使用（写真は固定した状態がわかりやすいよう透明テープを使用）

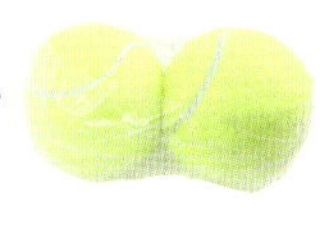

バスタオル

32ページで使用

枕（またはクッション） ▶

34ページで使用

ひも（自分の身長程度の長さ） ▼

32、38ページで使用

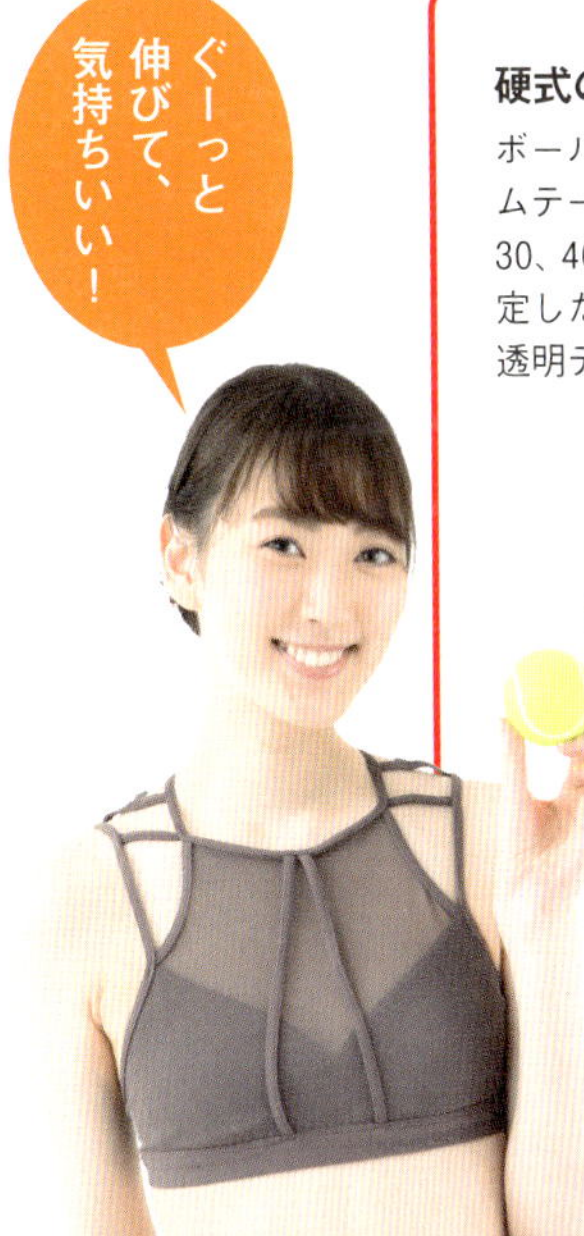

基本のストレッチ 1

肩甲骨テニスボール+あご押しストレッチ

肩の不調の2大要因「ストレートネック」「巻き肩」を、解消へと導く特効ストレッチです。肩～首にかけての関節・筋肉の状態をバランスよく整えるため、肩周りで併発している各種トラブルを一挙に改善させることも可能！

1

肩甲骨の間にボールをセット

左右の肩甲骨の間に、テニスボールが左右中央にくるように当てる。

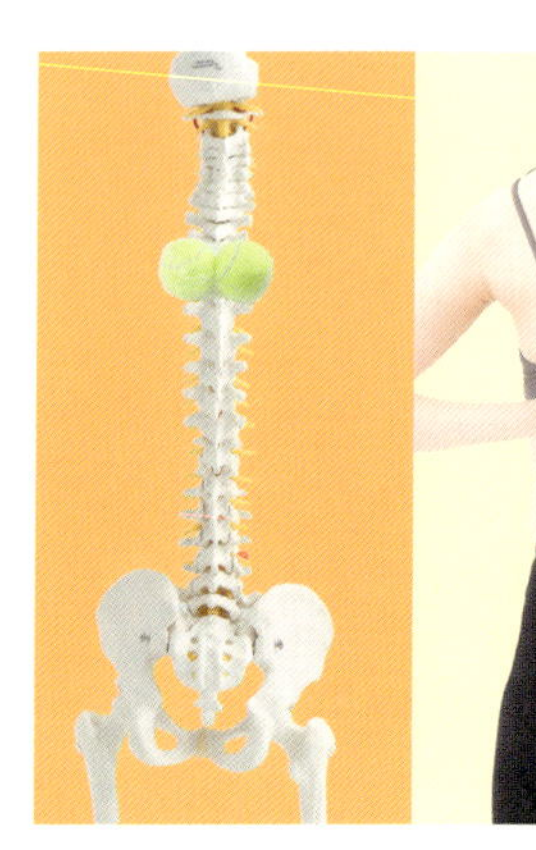

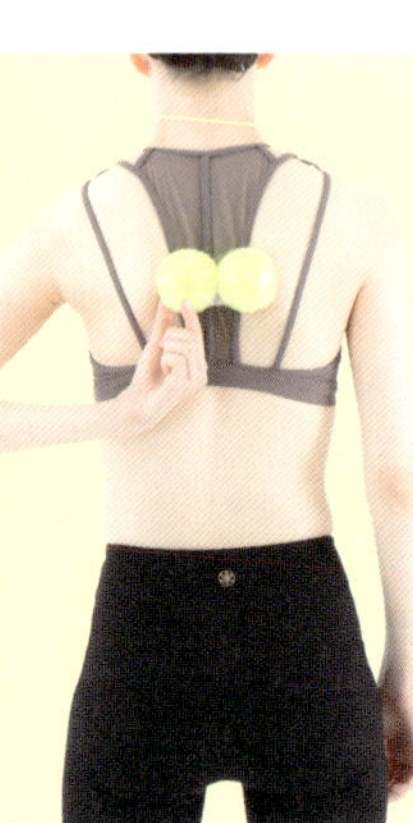

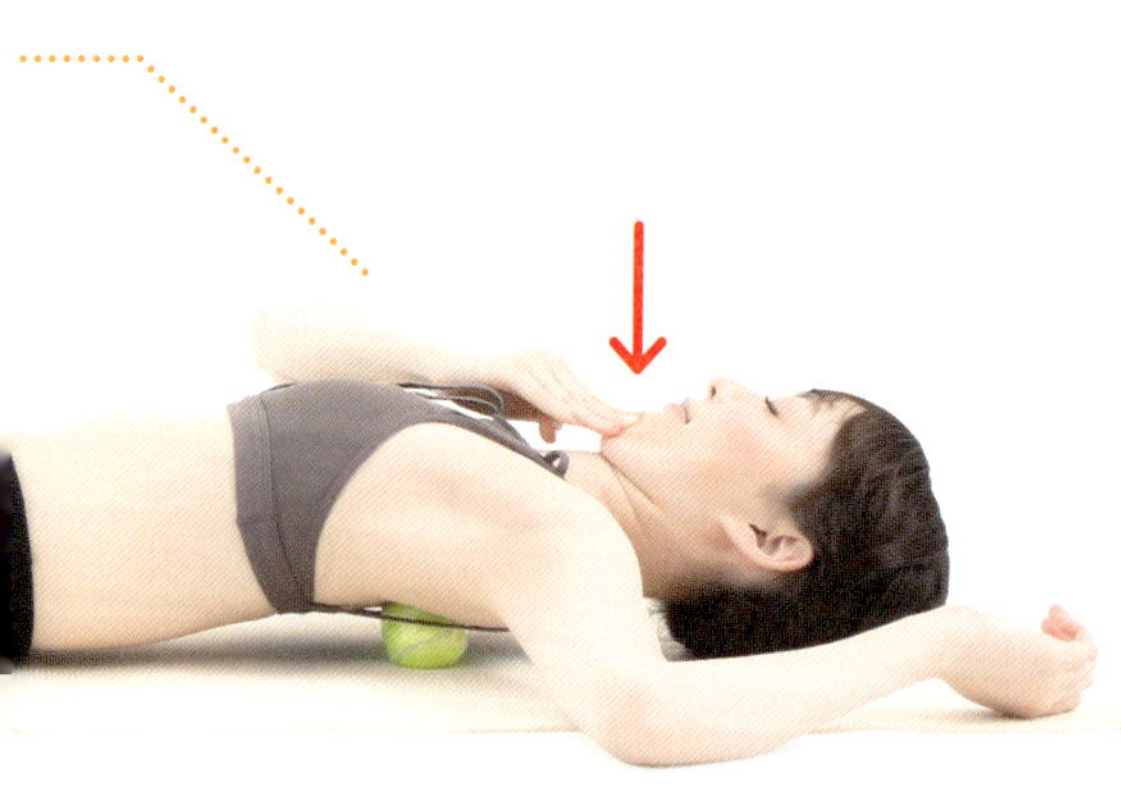

2

1～3分間、仰向けに寝ながら、あごを押す

テニスボールの位置がズレないように注意しながら仰向けに寝て、さらに「痛くないほう」の手であごをグーッと押す。その体勢を1～3分間キープ。回数の目安は、1日1～3回。あごを押すときは、床に向かって垂直方向の力を加え、首の関節・骨を床のほうへ押し込むイメージで行うと効果的。

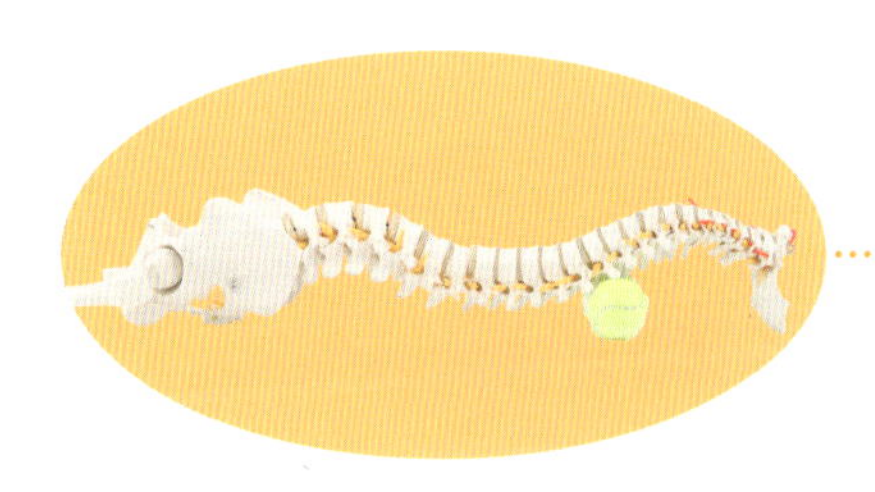

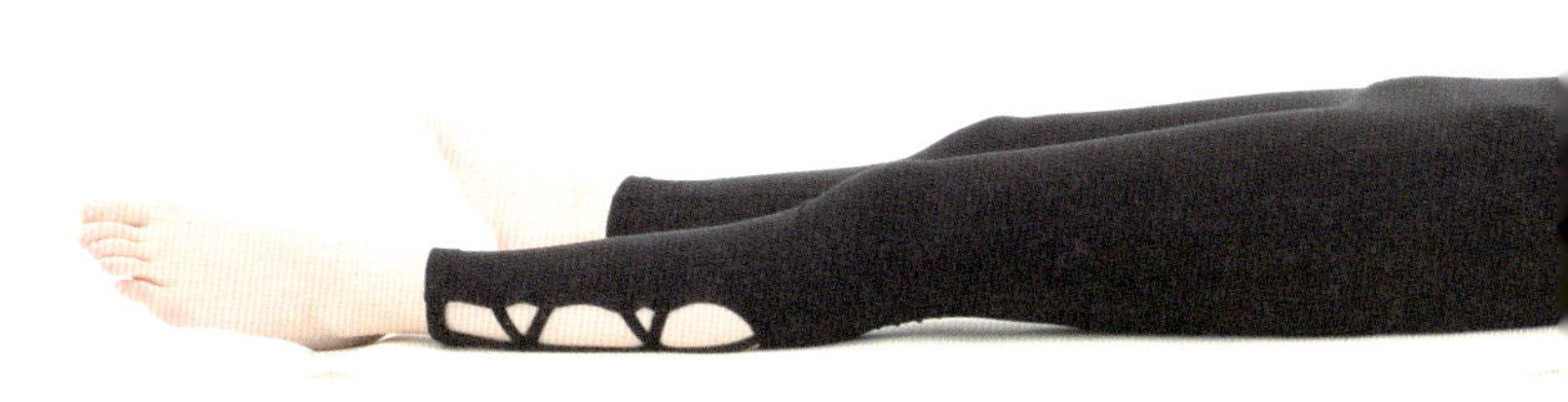

基本のストレッチ 2

バスタオルで伸びストレッチ

上半身全体に好影響を広く及ぼすことができるストレッチ。肩・首・脊椎（背骨）の骨と骨から構成される各関節の状態に加え、緊張・収縮・硬化しがちな筋肉までリフレッシュさせます。「巻き肩」だけでなく、「前傾姿勢」の矯正にも非常に有効です。

1

バスタオルをきつく巻いて固定する

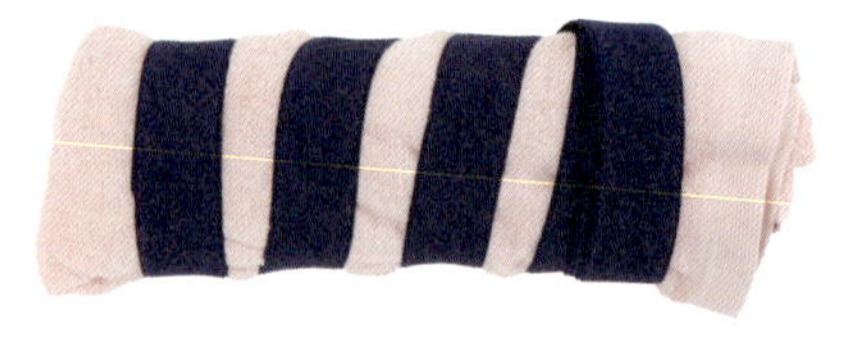

おおよそ首元～腰上の範囲をカバーできる長さになるように、バスタオルをできるだけきつく巻き、ひもで固定する。

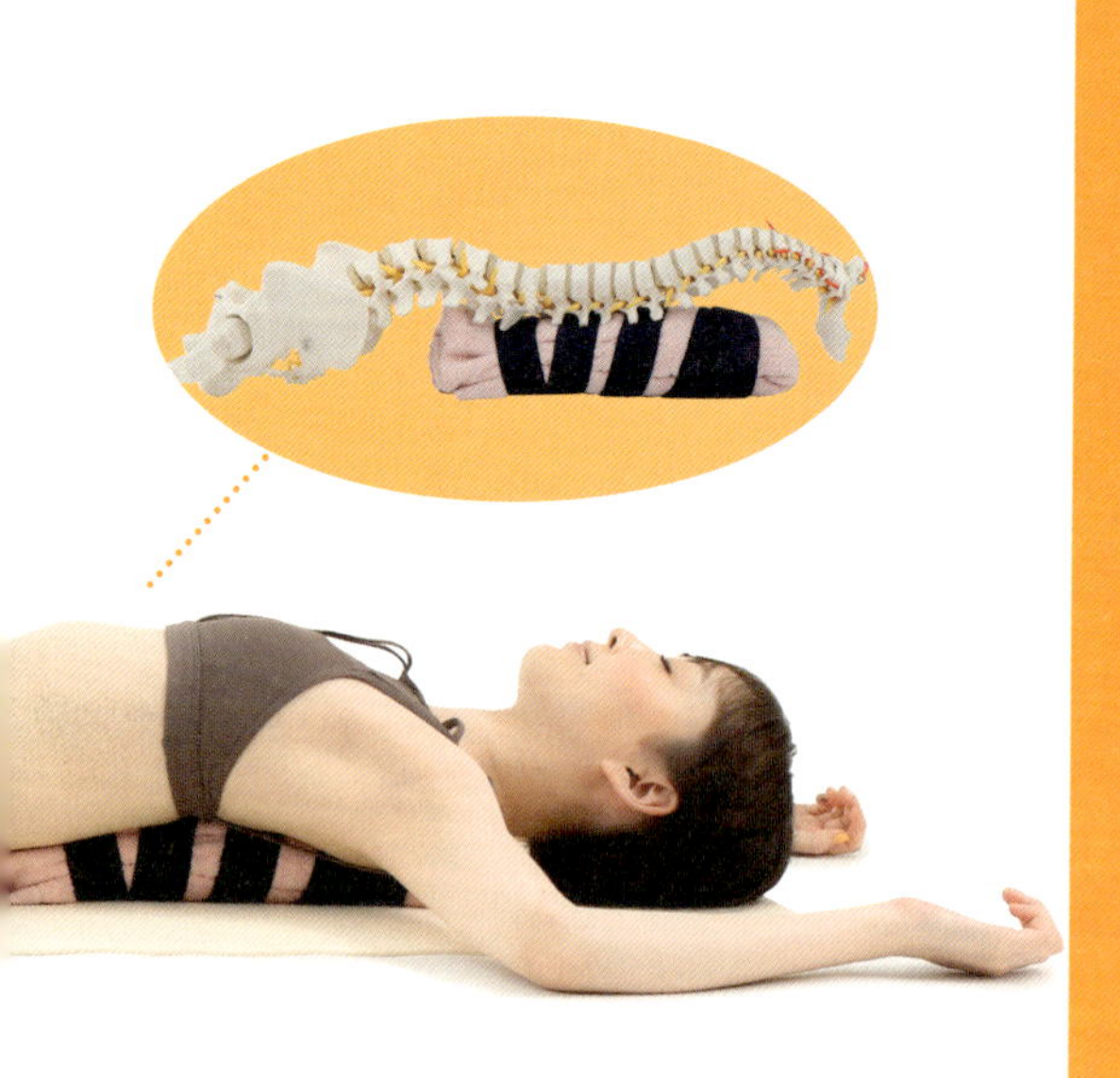

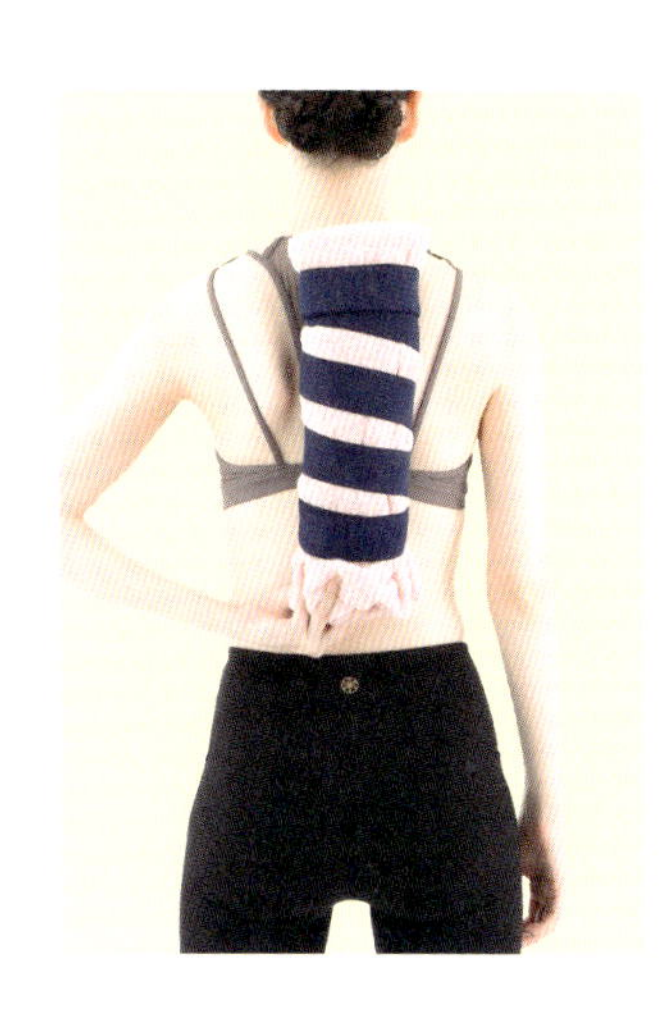

2

肩甲骨の間にタオルをセット

左右の肩甲骨の間に、1で用意したバスタオルが左右の中央にくるように当てる。

3

1～3分間、仰向けに寝る

バスタオルの位置がズレないように注意しながら仰向けに寝て、手のひらを上に。その体勢を1～3分間キープ。回数の目安は、1日1～3回。体の前面を全体的に、大きく開いて伸ばすイメージで行うと効果的。

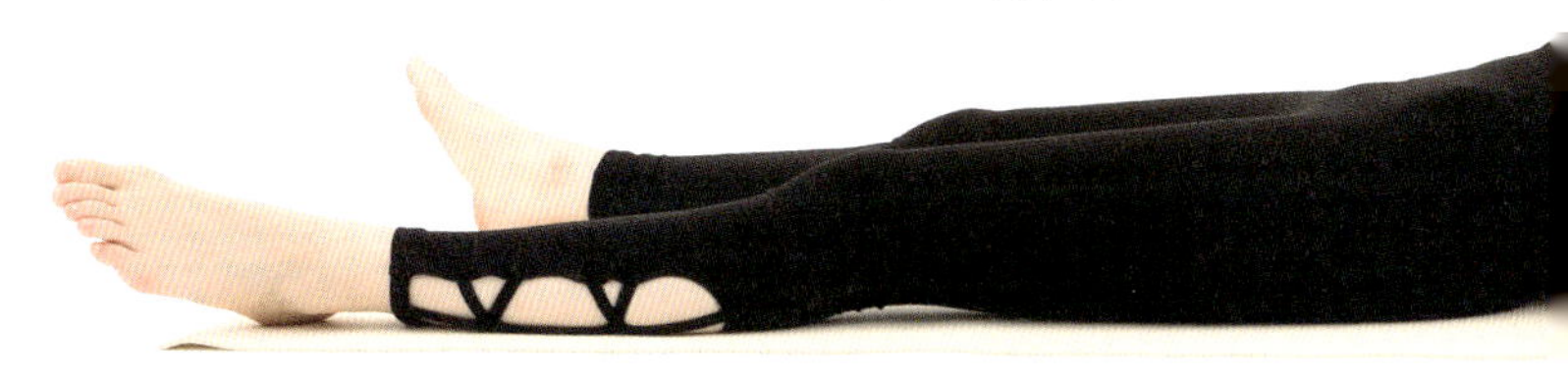

基本の
ストレッチ
3

枕挟みストレッチ

肩の主要な関節（肩甲上腕関節）にアプローチし、関節内で狭まっているスペースを広げるように促します。肩の痛みの解消・改善や、動かす範囲を広げるために、骨・筋肉・腱などの癒着を解消するよう働きかけます。

1

枕を脇の下で抱える

「痛いほう」「動かしづらいほう」の脇の下で枕を抱え、その腕の手首あたりを反対の手でつかむ（写真は右側に痛み・動かしづらさがある場合）。

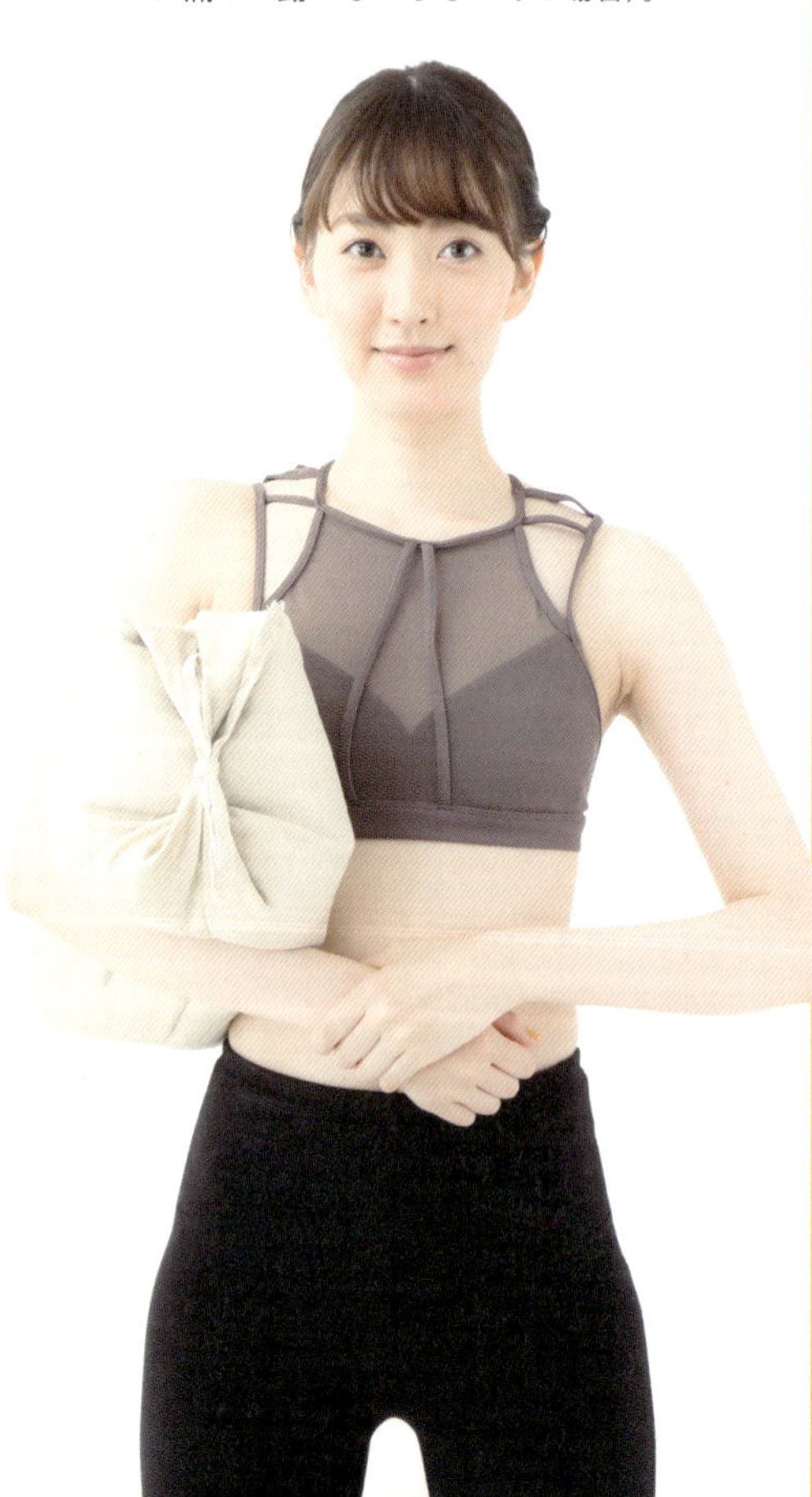

2

枕をギューッと挟み込む

痛くないほうの手をゆっくり引っ張って、枕をギューッと挟み込み、その体勢を1～3分間キープ。回数の目安は、1日1～3回。「痛いほう」の肩の関節で、骨と骨の間を広げるようなイメージで行うと効果的。

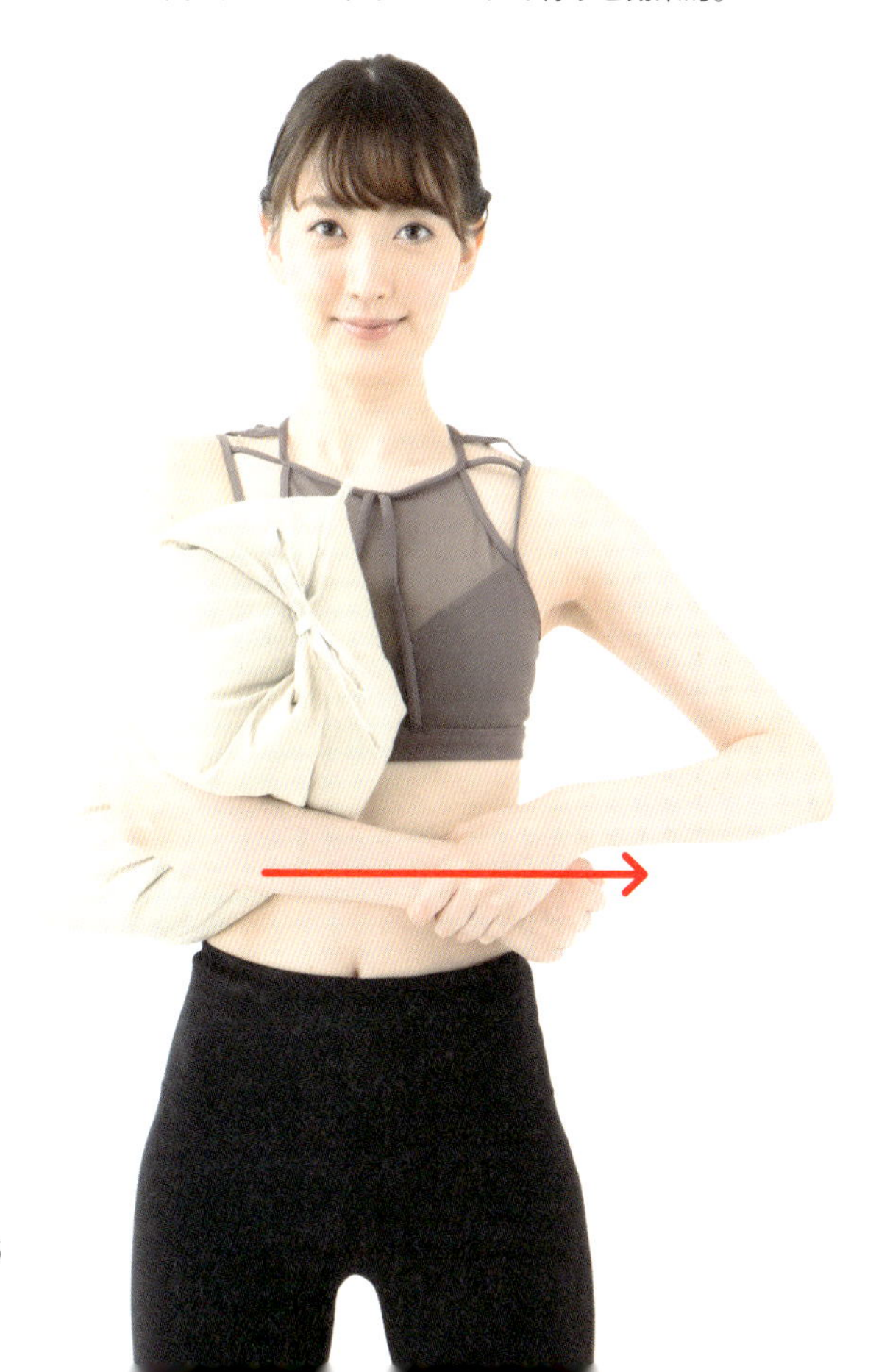

肩〜首の
付け根の範囲を
ケアできる
ストレッチ

テーブルで腕立ちストレッチ

腕を上げる動作で重要な役割を担っているインナーマッスル（深層筋）に、活性化を促すストレッチ。アウターマッスル（表層筋）とのバランスがよくなり、インピンジメント症候群（腱板損傷）のケアにもぴったりです。

1

テーブルの上に、手のひらをつく

「痛いほう」「動かしづらいほう」の腕をまっすぐ伸ばした状態で、手のひらを大きく開き、テーブルの上に置く（写真は右側に痛み・動かしづらさがある場合）。

2

腕で体重を支えて、体を落とす

テーブルの上に置いた腕は**1**の状態を保ち、その腕で体重を支えながら両脚の力を抜き、体を床へ向かって垂直方向に落とす。その体勢を１～２分間キープ。回数の目安は、１日１～３回。「巻き肩」にならないように注意しながら、肩～首の付け根には力を入れず、その範囲をジワーッと伸ばすイメージで行うと効果的。

肩の前面〜
胸までの範囲を
ケアできる
ストレッチ

肩・腕後方伸ばしストレッチ

「巻き肩」の解消に役立ち、胸部の骨格の構造を整え、肩周りのトラブルの引き金になる筋肉の悪い状態まで改善させるストレッチ。四十肩・五十肩、上腕二頭筋長頭腱炎、胸郭出口症候群の対策に。

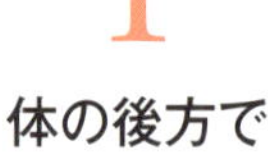

体の後方でひもを持つ

体の後方にひもを回し、左右の手のひらを上に向けた状態にしてから、ひもの両端をつかむ。

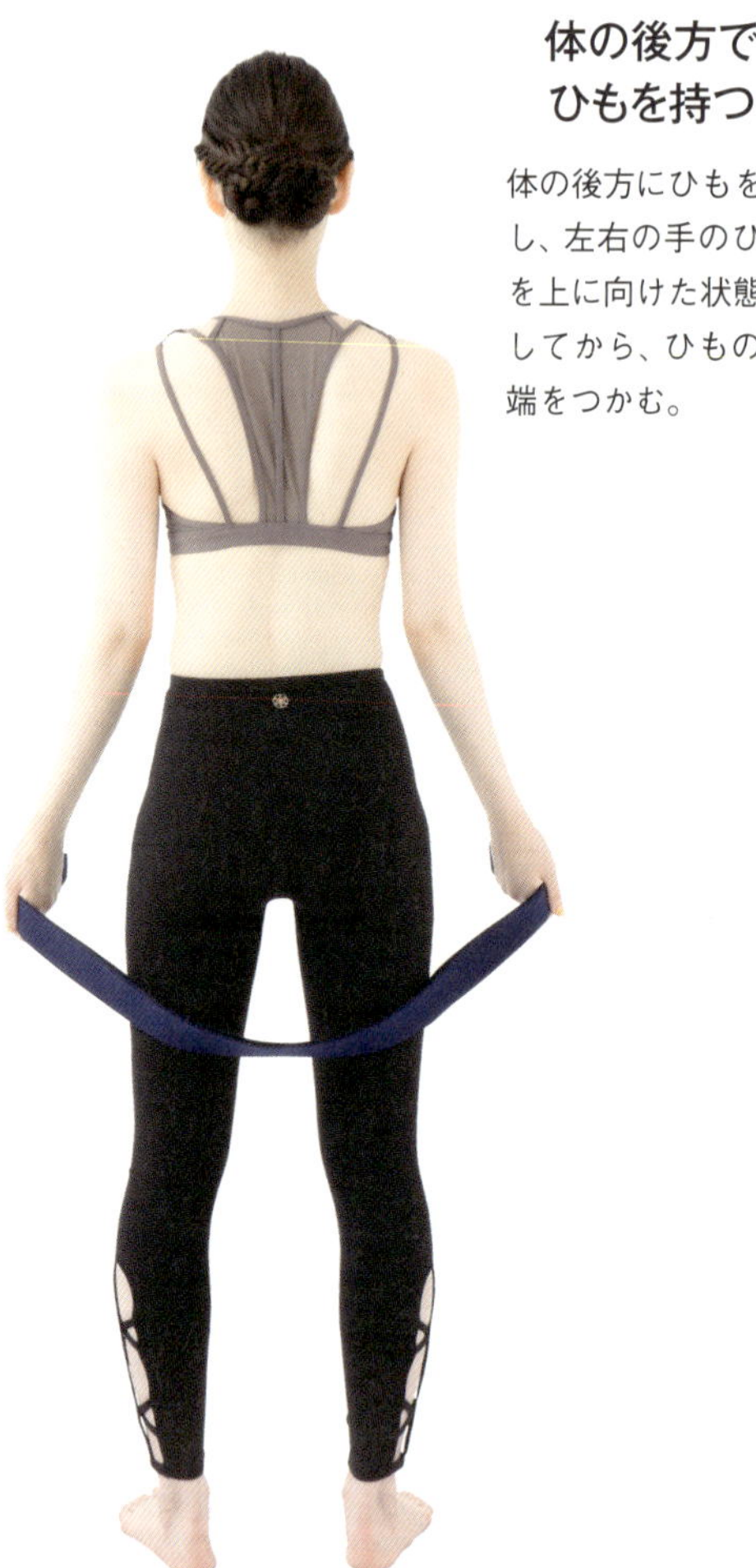

2

両腕を上げて、体の前面を伸ばす

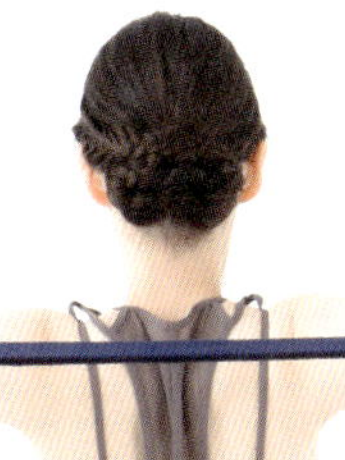

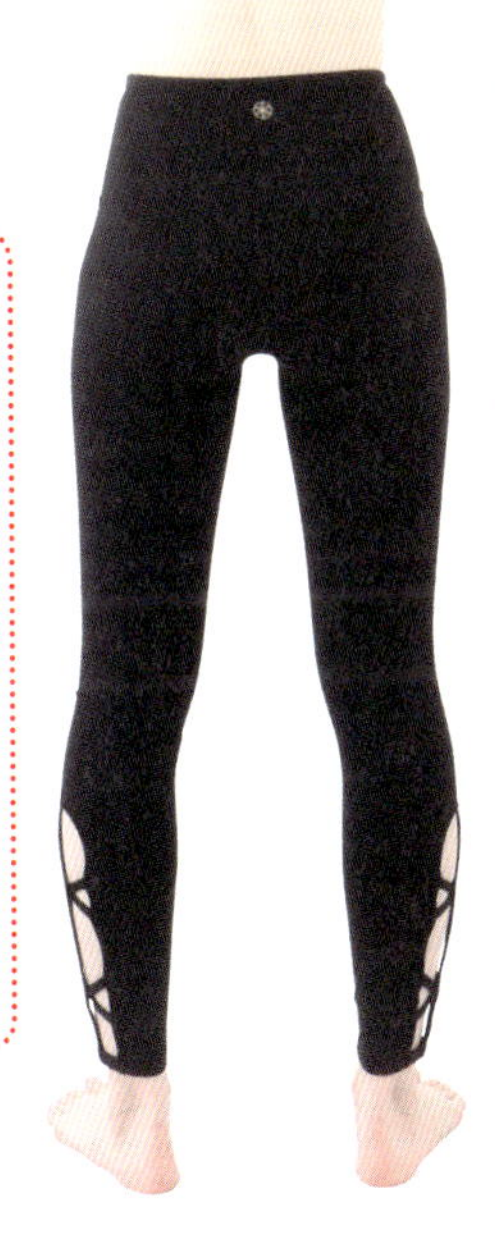

できるだけひじを曲げず、両腕を肩と同じぐらいの高さまで上げて胸を張ったら、その体勢を1～2分間キープ。回数の目安は、1日1～3回。あまり力まず、体の前面の肩周り・首の付け根・胸の範囲をグーッと伸ばすイメージで行うと効果的。

ひもは伸縮性のないものを使う

ゴムなどの伸びるひもはNG。ひもがなければバスタオルでも可。「もっと両肩を開いて胸を張れる」と感じたら、ひもをたぐり寄せて短めに持ち、強度をアップさせてもOK。

肩の後面～
脇腹までの範囲を
ケアできる
ストレッチ

肩・腕前方伸ばしストレッチ

肩の後ろ側に痛みがあり、肩や腕をうまく動かせないとき、真っ先に試していただきたいストレッチです。問題の起こっている肩の後方～脇腹にかけての範囲の筋肉を適切に刺激でき、特に棘下筋・小円筋という筋肉のケアに最適です。

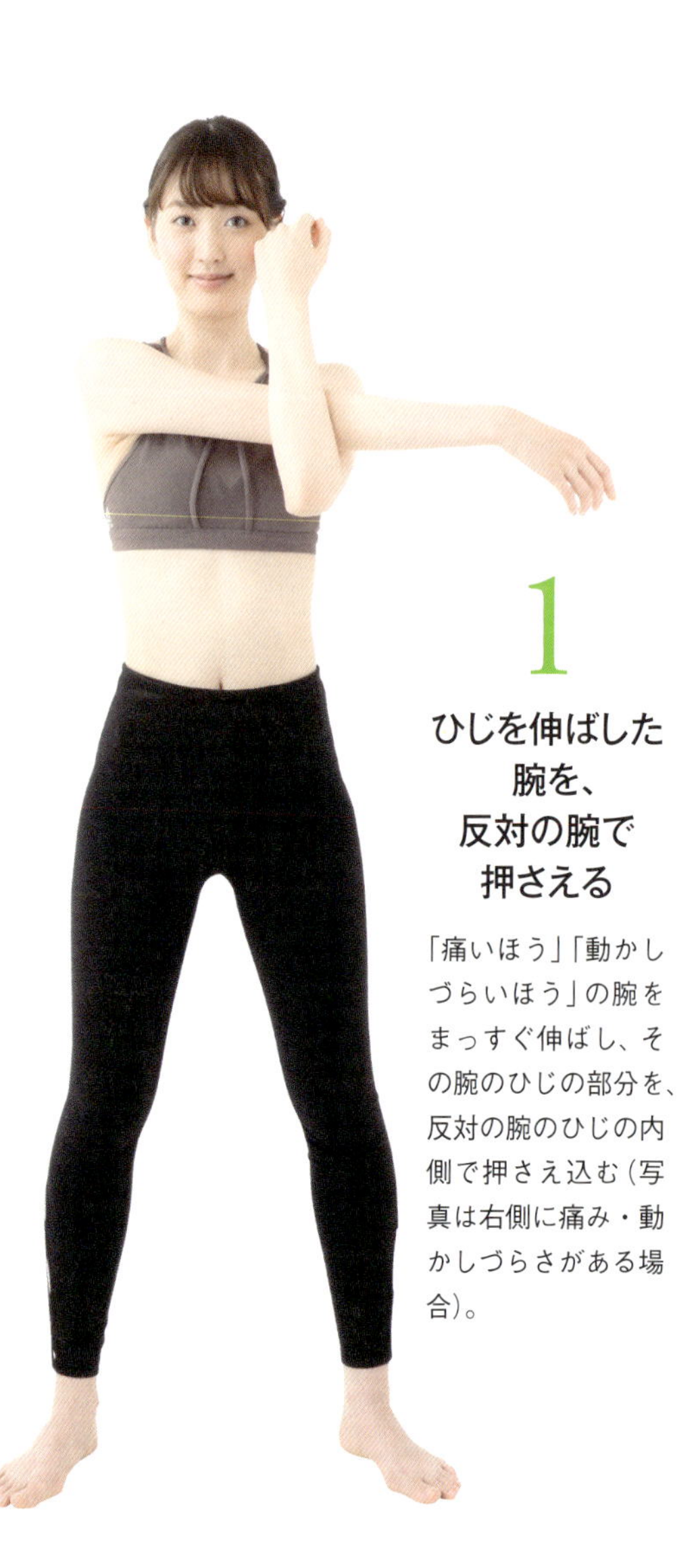

1

ひじを伸ばした腕を、反対の腕で押さえる

「痛いほう」「動かしづらいほう」の腕をまっすぐ伸ばし、その腕のひじの部分を、反対の腕のひじの内側で押さえ込む（写真は右側に痛み・動かしづらさがある場合）。

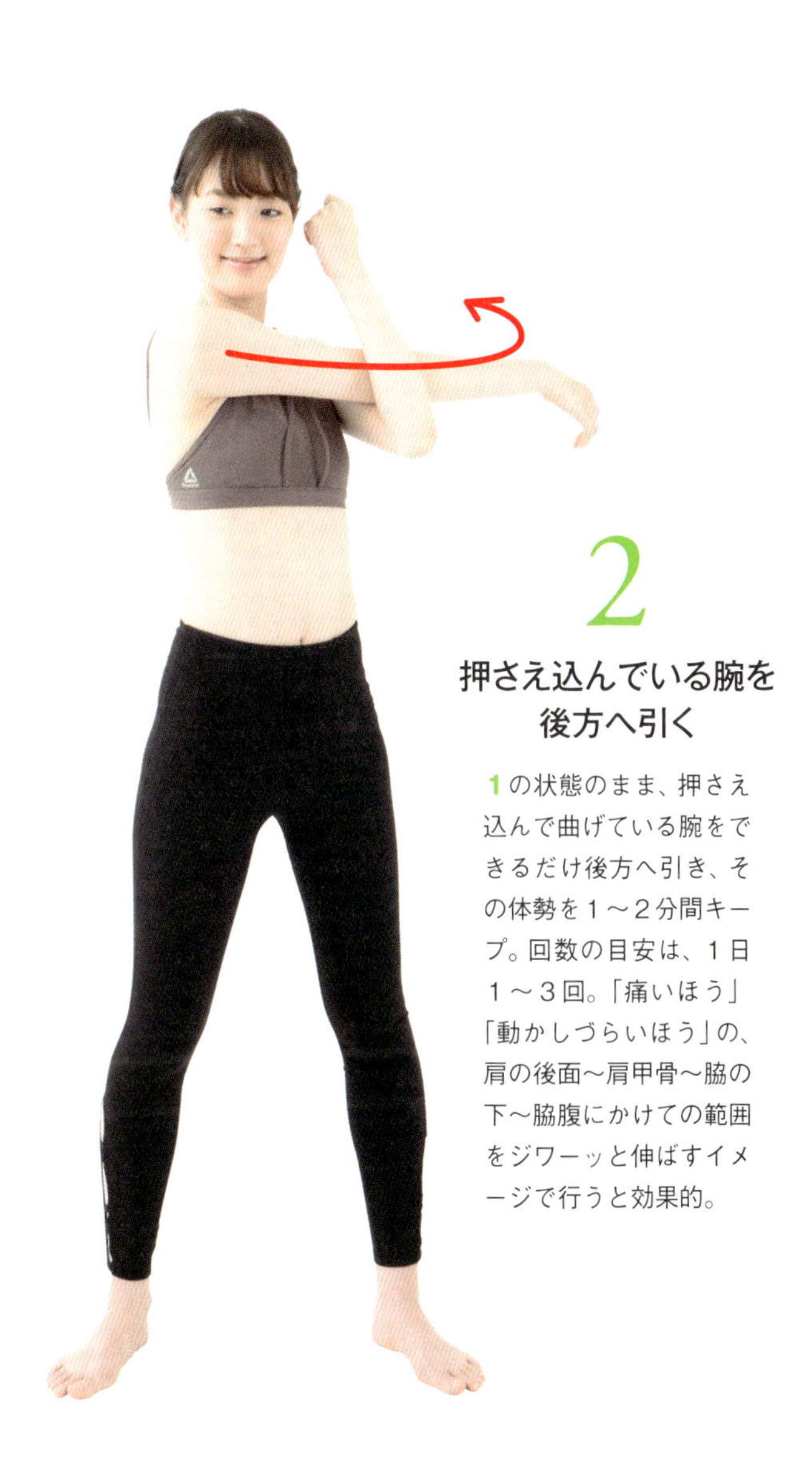

2

押さえ込んでいる腕を後方へ引く

1の状態のまま、押さえ込んで曲げている腕をできるだけ後方へ引き、その体勢を1～2分間キープ。回数の目安は、1日1～3回。「痛いほう」「動かしづらいほう」の、肩の後面～肩甲骨～脇の下～脇腹にかけての範囲をジワーッと伸ばすイメージで行うと効果的。

首〜肩までの範囲をケアできるストレッチ

首・肩伸ばしストレッチ

寝違えたために、首〜肩にかけて痛み・動かしづらさがある場合は、痛みが引き始めたころからこのストレッチを実践すると、なにもしないよりも治りが早くなります。いわゆる首こりや肩こりの解消・改善にも、効果大！

1

肩の上・耳の後ろに指先を当てる

「痛いほう」「動かしづらいほう」の肩の上に、同じ側の手の指先を当てて押さえる。さらに、反対の手の指先を、痛いほう・動かしづらいほうの耳の後ろに当てる（写真は右側に痛み・動かしづらさがある場合）。

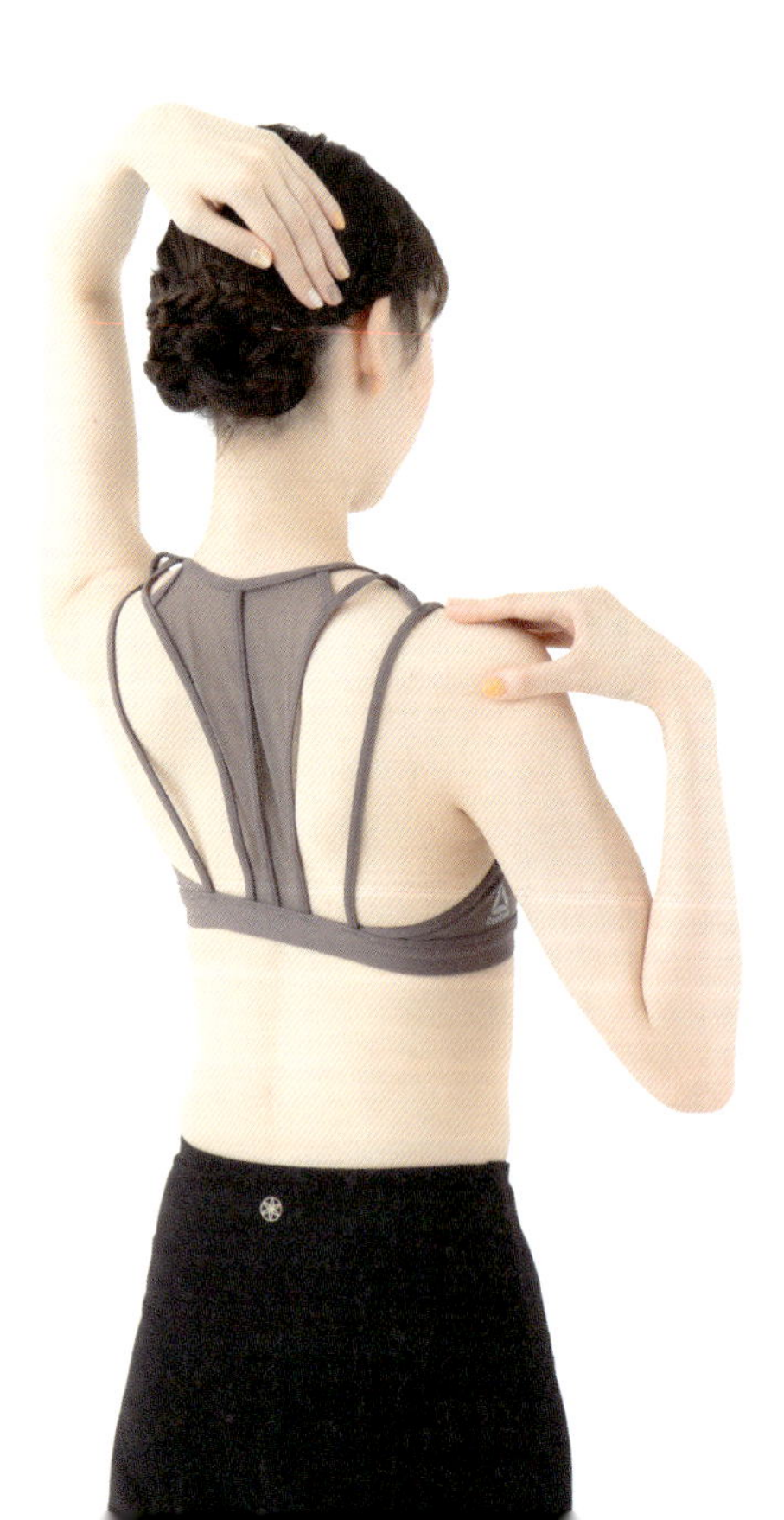

2

両手に力を入れて、首を斜め前方へ伸ばす

1の手の位置は固定したまま、両手に少しずつ力を入れて、首を斜め前方へ傾けながら軽く伸ばす。その体勢を1〜2分間キープ。回数の目安は、1日1〜3回。「痛いほう」「動かしづらいほう」の、首の斜め後方〜肩甲骨の範囲を伸ばすイメージで行うと効果的。

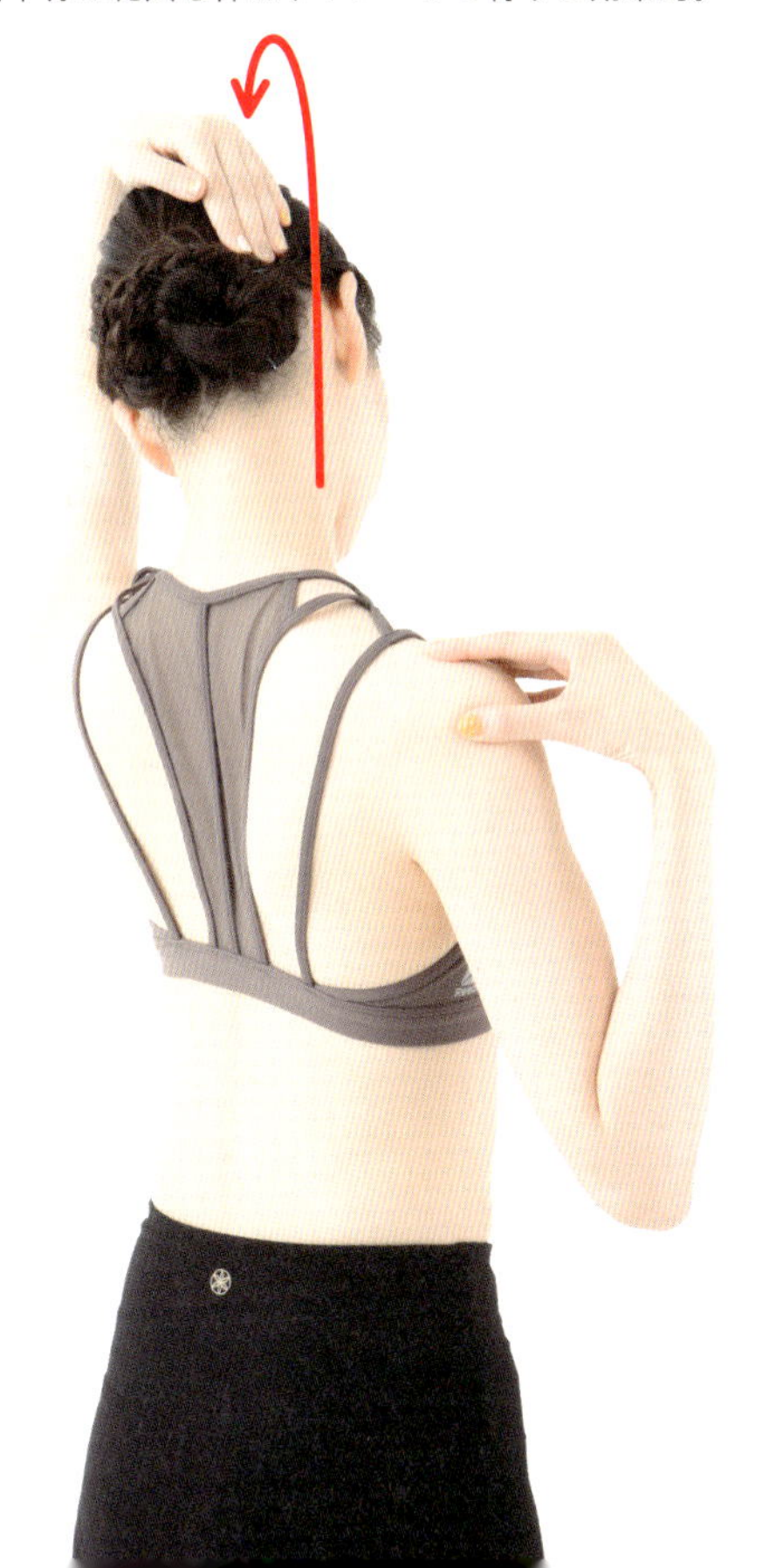

肩〜鎖骨
までの範囲を
ケアできる
ストレッチ

鎖骨動かしストレッチ

肩だけでなく、鎖骨周辺・腕・手などの広範囲にわたって痛みやしびれが現れたら、このストレッチを即実践！ 肩トラブルの主原因＝鎖骨と肋骨（第1肋骨）の間で狭まったスペースを広げることで、胸郭出口症候群のつらさが楽になる！

1

鎖骨の端に指を当てる

「痛いほう」の鎖骨の位置を確認したら、その鎖骨の喉側の端（出っ張った部分）に、反対の手の中指・人差し指の腹を当てる（写真は右側に痛みがある場合）。

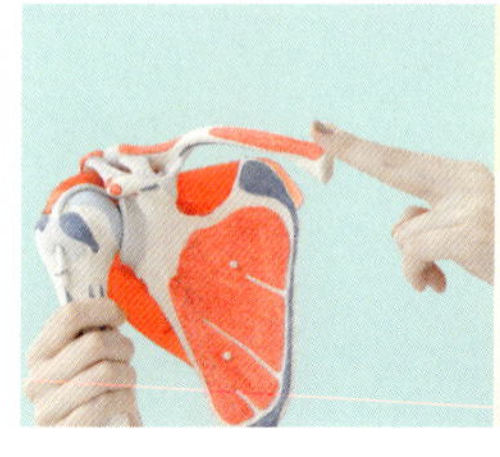

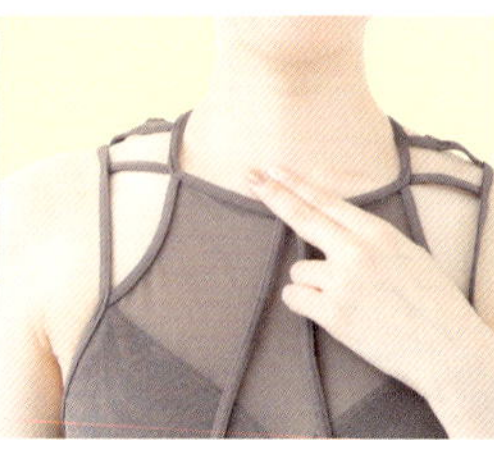

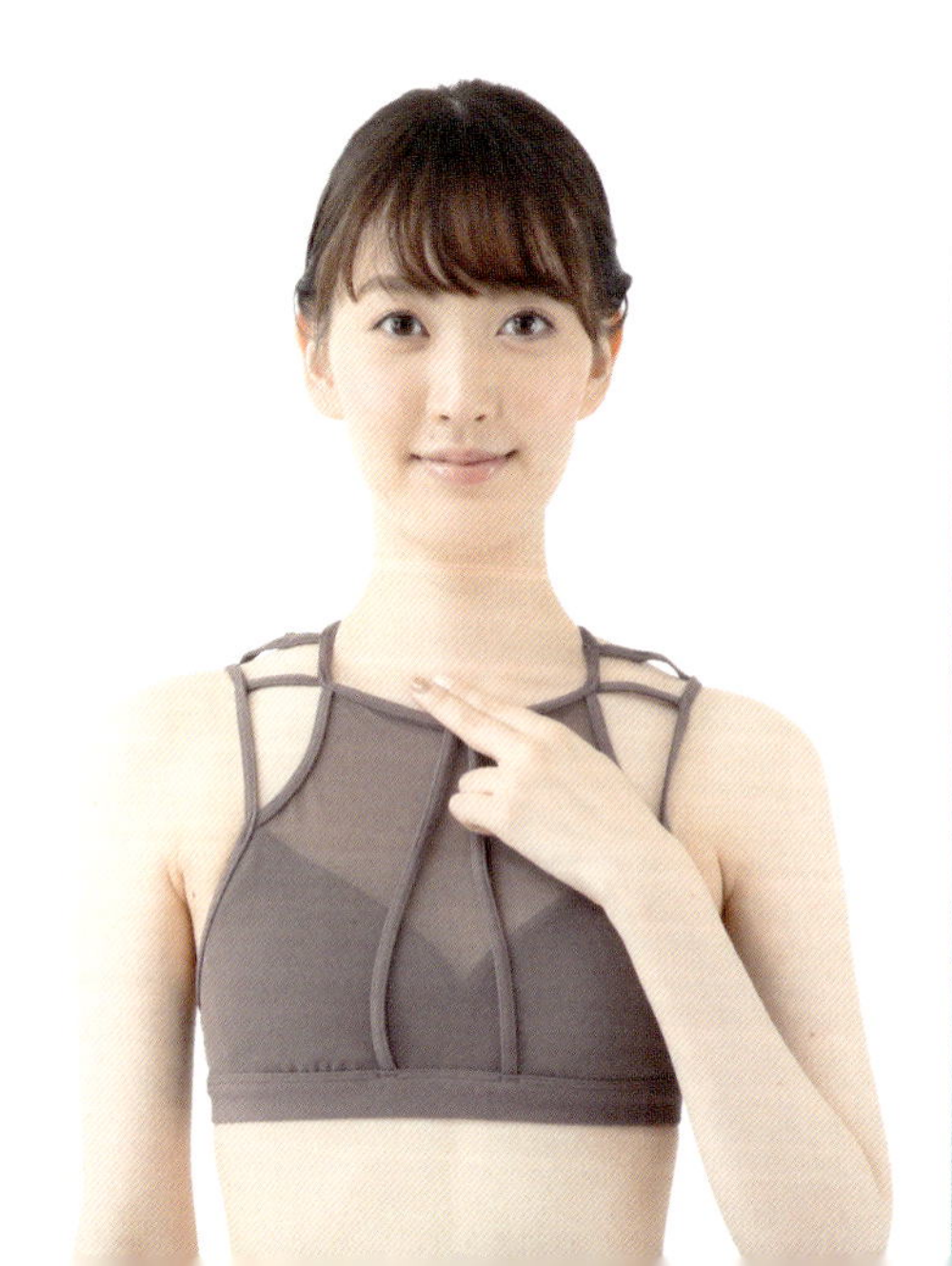

2

「痛いほう」の
腕を上げる

1の手の位置は固定したまま、痛みがあるほうの腕を上げ、鎖骨が動いていることを確認する。

3

1～3分間、腕の上げ下げや
回す動作を繰り返す

さらに、腕を上げ下げしたり回したりする動作を、1～3分間繰り返す。回数の目安は、1日1～3回。鎖骨の動きをスムーズにするイメージで行うと効果的。

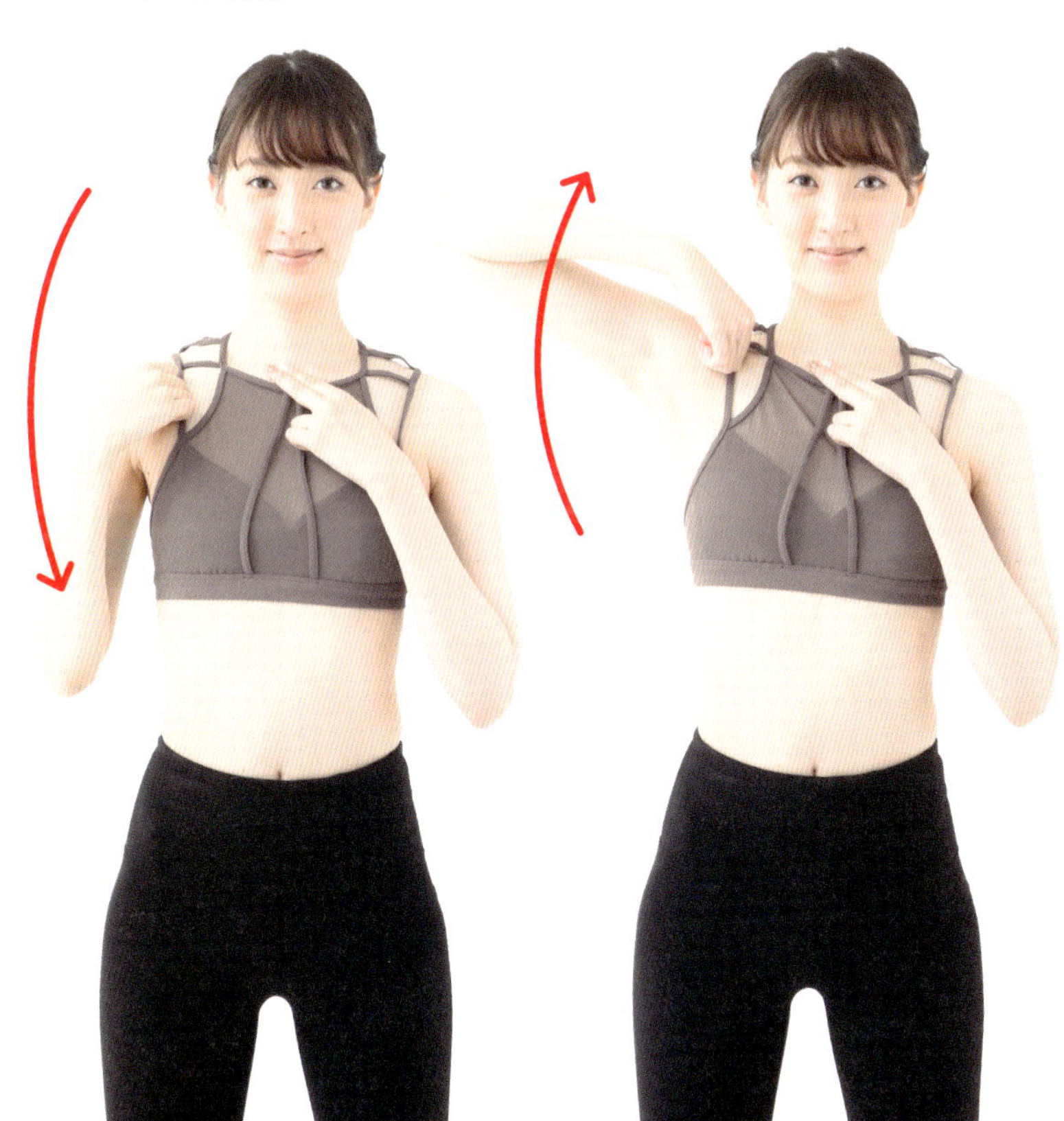

全身の関節の連携を高めるストレッチ

仙腸関節ストレッチ

肩の関節と連携し、全身の関節の要でもある仙腸関節にも、このストレッチで最適なケアをしておけば、言うことなし！ 肩の痛みや動かしづらさの改善・解消・再発防止はもちろんのこと、全身の関節の状態をよくするうえでも、大いに役立ちます。

1

仙腸関節にボールをセット

まず、お尻の割れ目の上の出っ張った部分＝「尾骨」に、握りこぶしを当て、その握りこぶしの上の位置＝仙腸関節に、テニスボールが左右中央にくるように当てる。最後に、テニスボールの位置はそのままで、握りこぶしだけを外す。

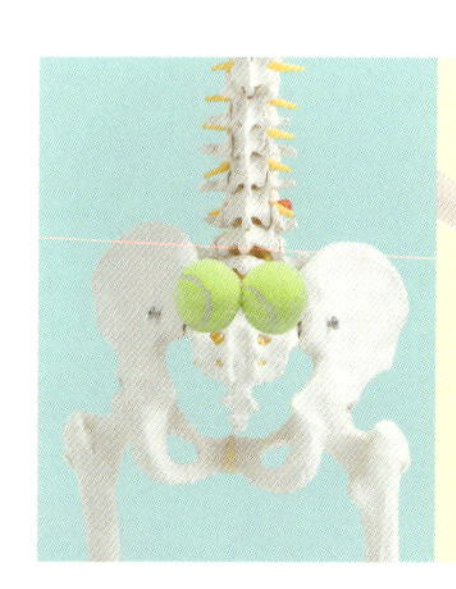

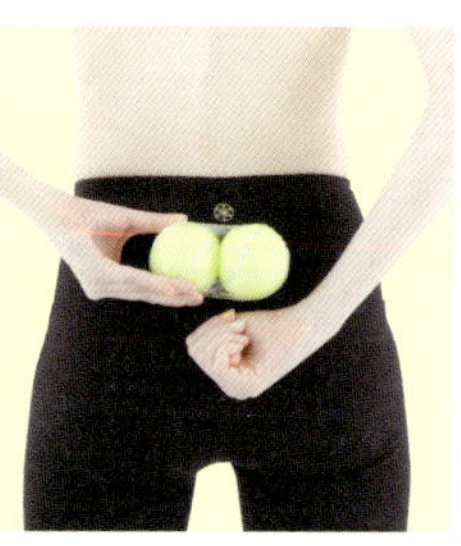

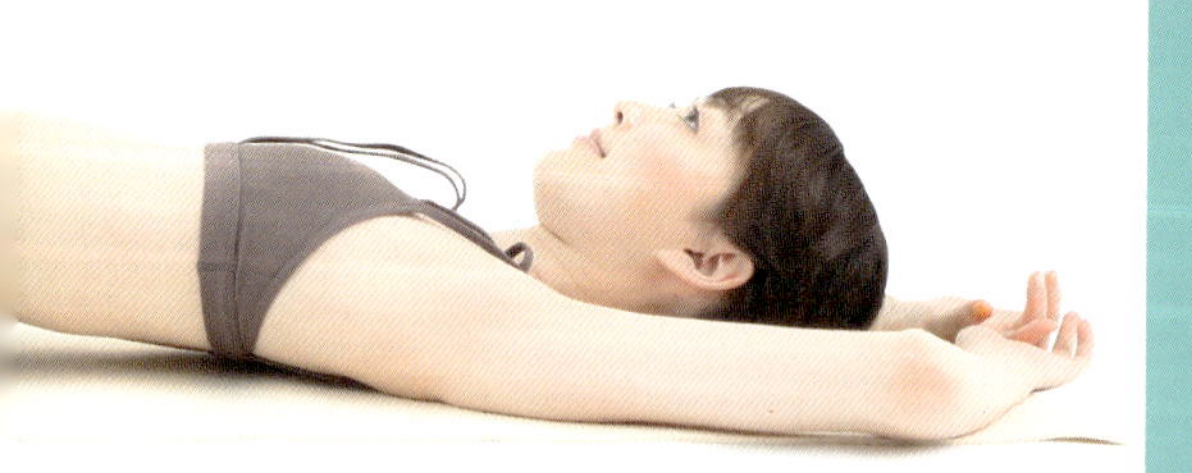

2

1～3分間、仰向けに寝る

テニスボールの位置がズレないように注意しながら仰向けに寝て、その体勢を１～３分間キープ。回数の目安は、１日１～３回。

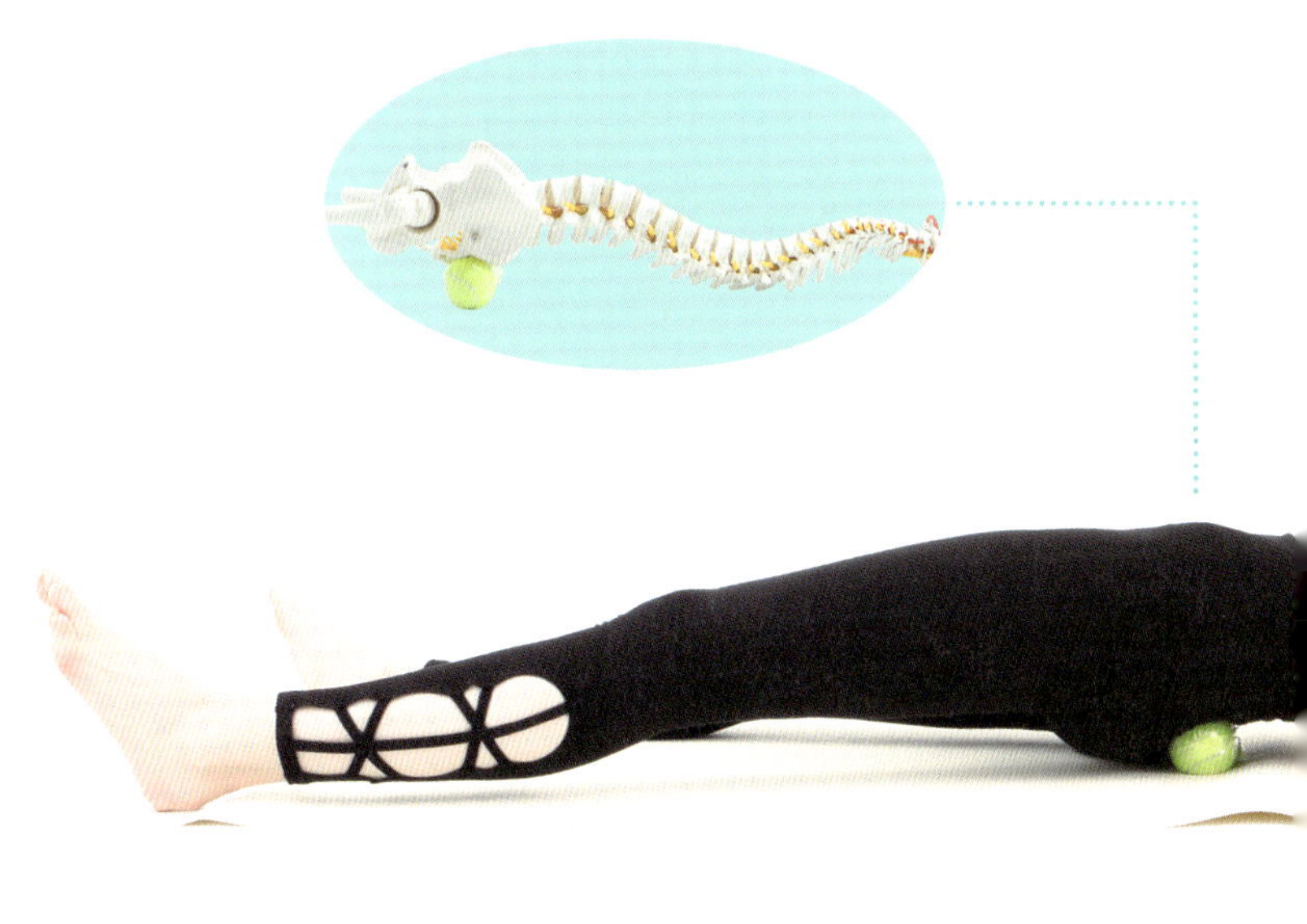

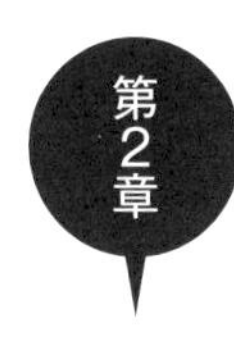

肩の痛み・不調は自分で治せる！

肩に多大な悪影響を及ぼす「ストレートネック」の正体

第1章でお話ししたように、四十肩・五十肩といった肩の疾患を招く元凶は、「ストレートネック」と「巻き肩」です。

これらについては、肩周りの不調を治すうえでは非常に重要なことなので、改めてもう少し詳しくご説明します。

まずは、首の骨（関節）の並びの問題＝ストレートネックから解説します。

そもそも頸椎（けいつい）は、7個の骨（椎骨（ついこつ））が縦に連なって構成され、本来は緩やかにカーブして成り立っています。そして、このカーブがあることによって、体重の約10

%もある頭の重みを分散させる「クッション機能」が働き、首や頭の位置を背骨の真上に保つことができています。

しかし、**うつむきや前かがみの姿勢ばかりを取っていると、頸椎にかかる負荷が増大し、緩やかなカーブが失われ始めてしまいます。**

特に現代人は、注意が必要です。

スマートフォンや携帯電話、パソコン、携帯ゲーム機などを使うとき。読書や勉強をするとき。料理や洗いものをするとき。電車やバスで居眠りをするとき。車の運転をするとき——。

いずれも、うつむきや前かがみの姿勢になりやすく、それだけ頸椎のカーブが崩れやすい生活を送っているからです。

実際、当院に来院するかたがたや、街ゆく人たちの首の状態などから推察すると、**私は現在の日本人の約９割にストレートネックの兆候があると見ています。**

こうした過剰な負荷に対し、首はまず周囲の筋肉の力で対抗しようとしますが、悪い姿勢を毎日続けていれば、筋肉はすぐに悲鳴を上げます。

その結果、**一般的には頸椎の下のほう（第5〜第7頸椎）から前方に向けて直線的な構造になり、頸椎全体のカーブが次第に失われてしまいます。**

これこそが、ストレートネックの正体です。

ただし、話はまだまだ終わりません。

それでもなにもケアせずに放置していると、〝首から前方に倒れ込むような形〟になるだけでは済まされず、〝胸から前方に倒れ込むような形〟になります。**頸椎のすぐ下に直接続いている胸椎（背骨の中で胸の部分を構成している関節）に、〝しわ寄せ〟が及ぶためです。**

その状態は、白鳥の首の形によく似ていることから「スワンネック」と呼ばれています。

郵便はがき

切手を
お貼りください

1 4 1-8 4 1 5

（受取人）

東京都品川区西五反田2-11-8
株式会社 学研プラス
趣味·実用事業部 趣味・実用編集室

『四十肩・五十肩は自分で治せる！』

読者アンケート 係

お名前	性別
年齢　　歳	ご職業
ご住所　〒	
お電話番号	
メールアドレス	
今後、著者や新刊に関する情報、新企画へのアンケートなどを郵送、またはメールにて送付させていただいてもよろしいでしょうか？	□はい □いいえ

※ご記入いただいた個人情報は、企画開発などのために使用させていただきます。
許可なく他の目的で使用することはありません。詳しくは弊社の個人情報保護に関するホームページ（https://gakken-plus.co.jp/privacypolicy/）をご覧ください。

ご愛読ありがとうございます。今後の企画の参考にさせていただきますので、ご意見・ご感想をお聞かせください。

1 本書をどこで知りましたか?

1. 書店で　2. 新聞広告で　3. インターネットで
4. 友人、知人の紹介　5. その他(　　　　　　　　)

2 本書をご購入いただいた理由は何ですか?(複数回答可。もっとも当てはまるものに◎、その他の当てはまるものには○をつけてください)

1. 四十肩/五十肩だから
2. 腱板断裂/インピンジメント症候群だから
3. ストレートネック/巻き肩だから
4. 肩の痛みに悩んでいるから
5. 手術ではない方法で治したいから
6. 著者にひかれて
7. 写真や文章が見やすいから
8. 値段が手頃だから
9. その他(　　　　　　　　)

3 本書の感想をご自由にお書きください。

4 今後読みたい本・テーマや、気になる著者などがあれば教えてください(こんな病気・症状に悩んでいる、テレビでやっていたあの健康法が気になる、あの先生の本が読みたいなど、なんでも結構です)

ご協力ありがとうございました。

ここで、頸椎と胸椎を1本のつながりと考えると、ストレートネックとスワンネックによる「前方に倒れ込む大きなカーブ」の頂点は肩甲骨の位置になり、どんどん猫背になるほか、肩へも多大な悪影響を及ぼしていくのです。

■ 背骨の構造(左側から見た図)

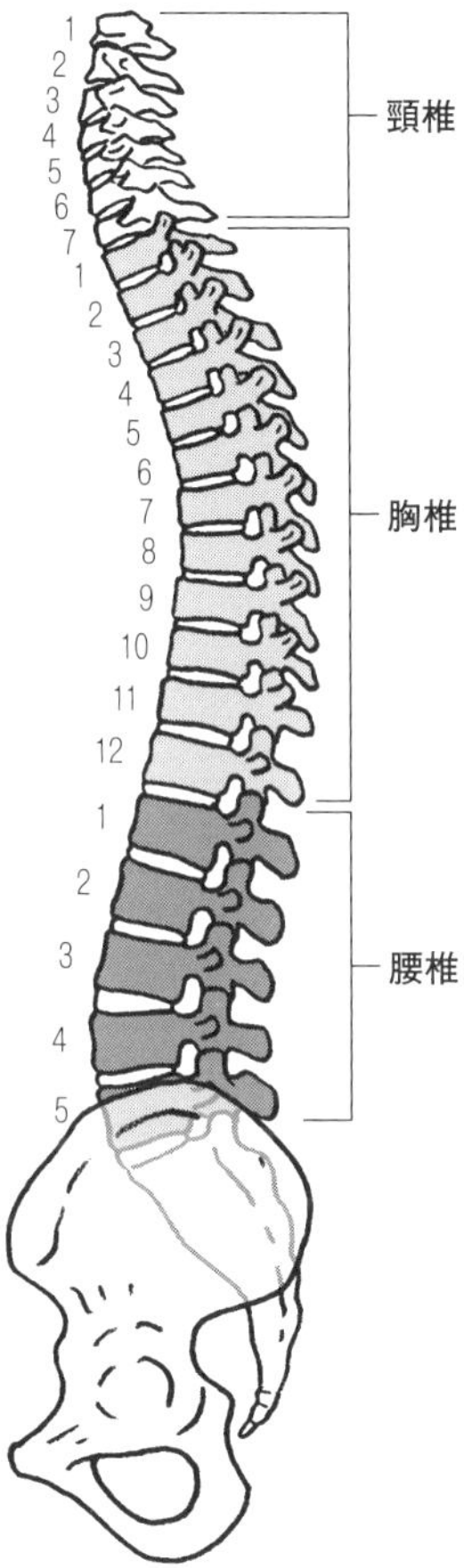

肩の位置が前方にズレる「巻き肩」もトラブル発生に拍車をかける

では、肩のトラブルのもう1つの要因＝巻き肩のほうはどうでしょうか。

巻き肩とは、肩の位置が前方に移動してしまっている状態です。

こちらは通常、前項でお話ししたストレートネックが進行するにしたがって発生するのですが、やはり私たちは「巻き肩になりやすい暮らしをしている」と言わざるを得ません。

考えてもみてください。

仕事をするにしても、家事をこなすにしても、手を使う作業のほとんどは、腕を前に出して行います。すると必然的に、肩の位置も前に出ることになります。

そのせいで、「肩の前後中央の部分が耳の下にある」のが本来あるべき状態なのに、**「肩の位置が前方にズレている」「肩が内側に入る」という巻き肩になってしまうわけです。**私のこれまでの経験からすると、巻き肩は利き手とは特に関係なく、左右どちらの肩でも形成され、両肩に起こる例も多数あると言えます。

このような巻き肩の状態になると、とても大きな問題を抱えることになります。それは、肩の**「横軸のライン」が大きく崩れてしまうということです。**

肩の横軸のラインとは、肩先の前後中央の部分から、肩の中央を通って首元までを結んだとするときにできる線のこと。この横軸のラインが、ほんとうは一直線であるべきなのに、湾曲するようなかっこうになるのです。

そして、**肩の横軸のラインが崩れてしまうと、肩の関節・筋肉・腱・靭帯(じんたい)などのバランスも崩れてしまいます。**こうなると、肩トラブルの発生に拍車がかかるようなもので、従来にはなかった余計な負荷を受けた組織に異常が発生し、肩の動かしづらさや痛みが現れるようになるのです。

ですから、前項で触れたストレートネックと、今お話しした巻き肩は、決して見逃すことはできません。四十肩・五十肩を治すためのカギになるので、皆さんも左ページにある写真を参考にしながら、確認してみてください。うまく判断ができなかったり、やりづらい場合は、以下の方法を試してみましょう。

■ストレートネック

壁を背にして自然体で立ったとき、「お尻」「肩甲骨」「後頭部」の3カ所が、壁に付いているかどうか確認。後頭部が壁に付かなければ要注意。

■巻き肩

たたみやフローリングなど、硬めで平らな床の上に仰向けに寝たとき、左右の肩が床に付いているかどうか確認。肩が床に付かずに浮いていたら要注意。

肩トラブルの元凶！

「ストレートネック」または「巻き肩」か確認しよう

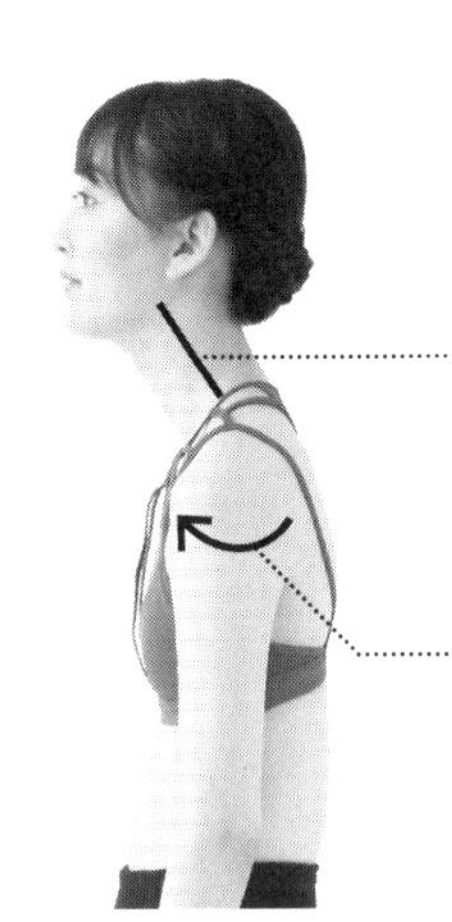

悪い姿勢の状態

首（頸椎）が真っ直ぐな状態で前方にニュッと突き出した「ストレートネック」になっている

肩が前方へ巻くように位置した「巻き肩」になっている

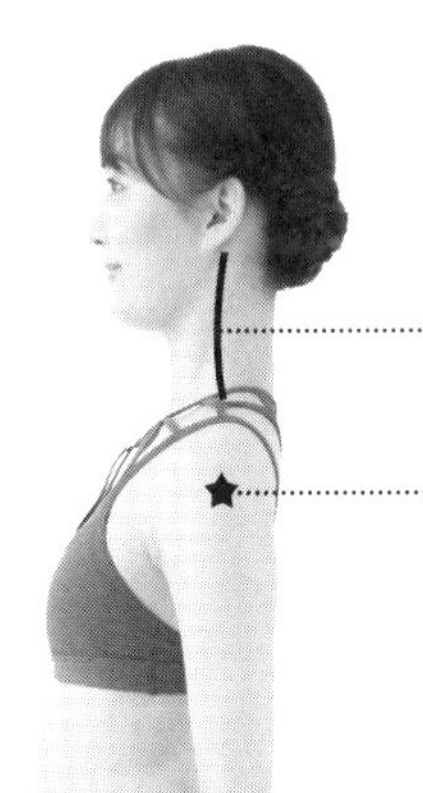

本来の姿勢の状態

首（頸椎）が緩やかなカーブを描いた状態

肩の前後中央の部分がおよそ耳の穴の下にある状態

四十肩・五十肩の進行度がすぐにわかる3つの動作

ストレートネックや巻き肩の有無がわかったら、今度は「四十肩・五十肩の進行度」も確認してみましょう。

おそらく、本書を読んでくださっているかたの多くは、ストレートネック・巻き肩のいずれか、あるいは両方の傾向を持っているはずです。そこで、実際に〝肩トラブルのもと〟がどの程度の悪さをし、現時点で四十肩・五十肩がどの程度進んでしまっているのかをチェックしましょう。そうすることで、現時点での自分の肩の状態について、かなりの情報を得ることができます。

四十肩・五十肩のおおよその進行度は、

❶帯を結ぶときのような動きを行う「結帯（けったい）動作」
❷両腕を上下から背中側に回して握手をするような「クロス動作」
❸後頭部で髪を結ぶときのような動きを行う「結髪（けっぱつ）動作」

といった3つの動作を行うことですぐに確認できます。次のページにやりかたを写真つきで紹介していますから、そちらも参考にしてください。

❶と❸については、動かしづらさ・痛みがあるほうの腕で行います。肩トラブルが片方だけに現れているなら、そちら側の肩〜腕を動かすだけでOK。左右両方に肩トラブルがあるなら、両側の肩〜腕を動かして確認します。また、**❷の動作は、動かしづらさ・痛みがあるほうの腕を下から背中側に回します。**もちろん、左右両方にトラブルがあれば、左右の腕の上下を入れ替えて行います。

なお「不調のあるほうの肩を下にして寝られない」「就寝中に痛みで目が覚める」という症状がすでに現れているかたの場合、進行度は第4段階（重症）まで進んでしまっていると考えてください。

四十肩・五十肩の進行度をチェック！

❶ 結帯動作

不調があるほうの腕を背中に回し、どこまで上げられるか確認する。腰以上に上げられなければ、肩トラブルの第１段階（軽度）が始まっていると考えられます。

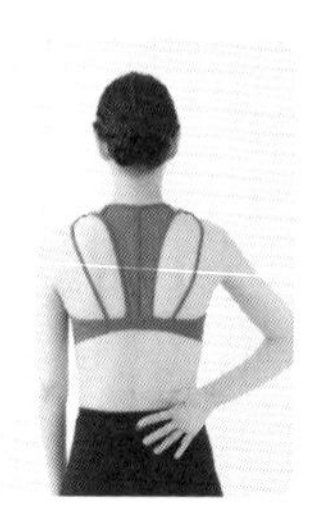

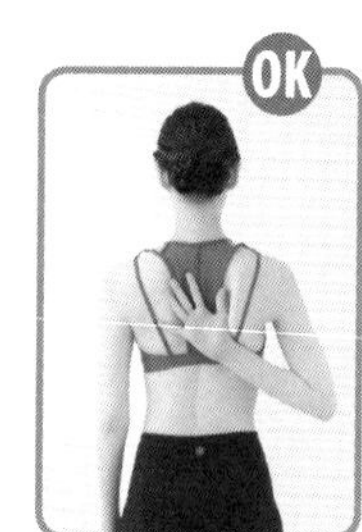

❷ クロス動作

不調があるほうの腕を下側から背中へ回し、反対の腕を上側から背中に回して、背中上で握手できるか確認する。握手ができなければ、肩トラブルは第２段階（軽〜中度）になっている可能性大。

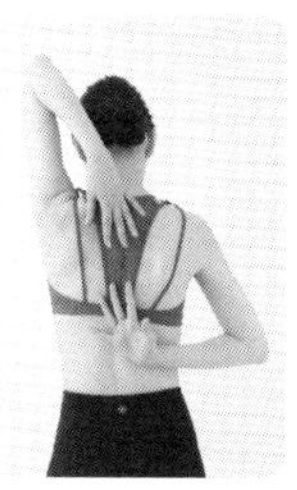

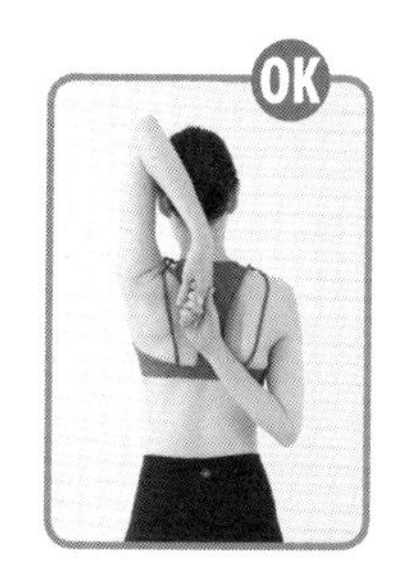

❸ 結髪動作

不調があるほうの腕を真横に上げ、後頭部を触れるか確認する。腕が肩以上に上がらなかったり、首を傾けないと後頭部に触れなかったりしたら、肩トラブルは第３段階（中〜重度）に突入。

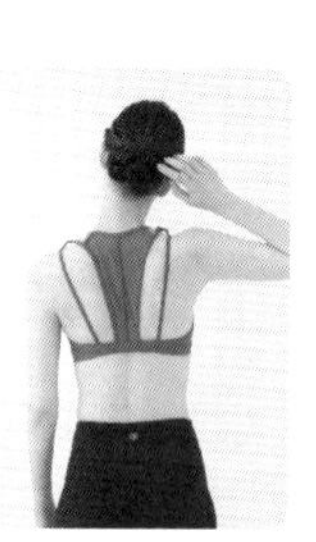

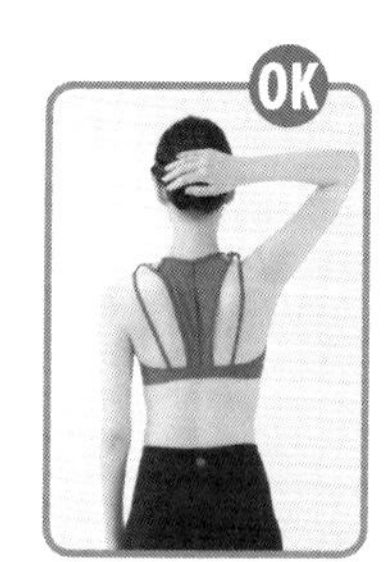

X線検査画像には映らない異常を確認できるテクニック

ストレートネックや巻き肩の有無、現時点での四十肩・五十肩の進行度もわかったところで、最後にもう1つだけ情報を得ておきましょう。

それは、**「肩周辺のどのポイントで問題が起きているのか」を知っておくということです。**

この点が重要であることは、誰でも想像できるでしょう。

例えば、肩の前面で起きている問題で痛みが引き起こされているのに、いくら肩の後面をケアしても、それは的外れな対策にしかなりません。

肩全体へのケアとともに、問題発生箇所へのピンポイントのケアを施すことが、肩トラブル解消への近道なのです。

また、詳細は第3章でお話ししますが、肩の動かしづらさ・痛みを招く主な原因の中には、筋肉の炎症や靱帯損傷などがあります。これらの異常は、**レントゲンやCTなどのX線検査画像にほぼ映らないため、見過ごされてしまう可能性も否定できません。**

自分で自らの体をチェックし、問題発生箇所の見当をつけておくことは、そうした事態を避けることにもつながります。

具体的に、問題が発生しているポイントを絞る手段は、2つあります。

1つは、26~27ページで紹介したように、**肩周りのどの部分から痛みを感じるのかを見定める、〝場所から確認する方法〟です。**

肩のトラブルの場合、その周囲にある組織に異常を伴う疾患には、代表的なものがいくつかあります。

その疾患名を念頭に置きつつ、問題のある筋肉や靱帯をターゲットにして、第1章にあるストレッチを行えばいいわけです。

もう1つは、肩周りを実際に動かしてみて、**〝痛みや動かしづらさを感じる角度から確認する方法〟です（次ページの写真を参照）。**

こちらの方法は、腕を体の側面から真上まで上げる際に働く筋肉と、肩関節の動きかたのメカニズムを利用した確認法です。

それぞれの角度によって、メインで働く筋肉が異なりますから、痛みを発している筋肉を見極めることに大いに役立ち、やはり第1章にあるストレッチの効率的な実践をサポートできるのです。

痛みの原因「問題筋」をチェック！

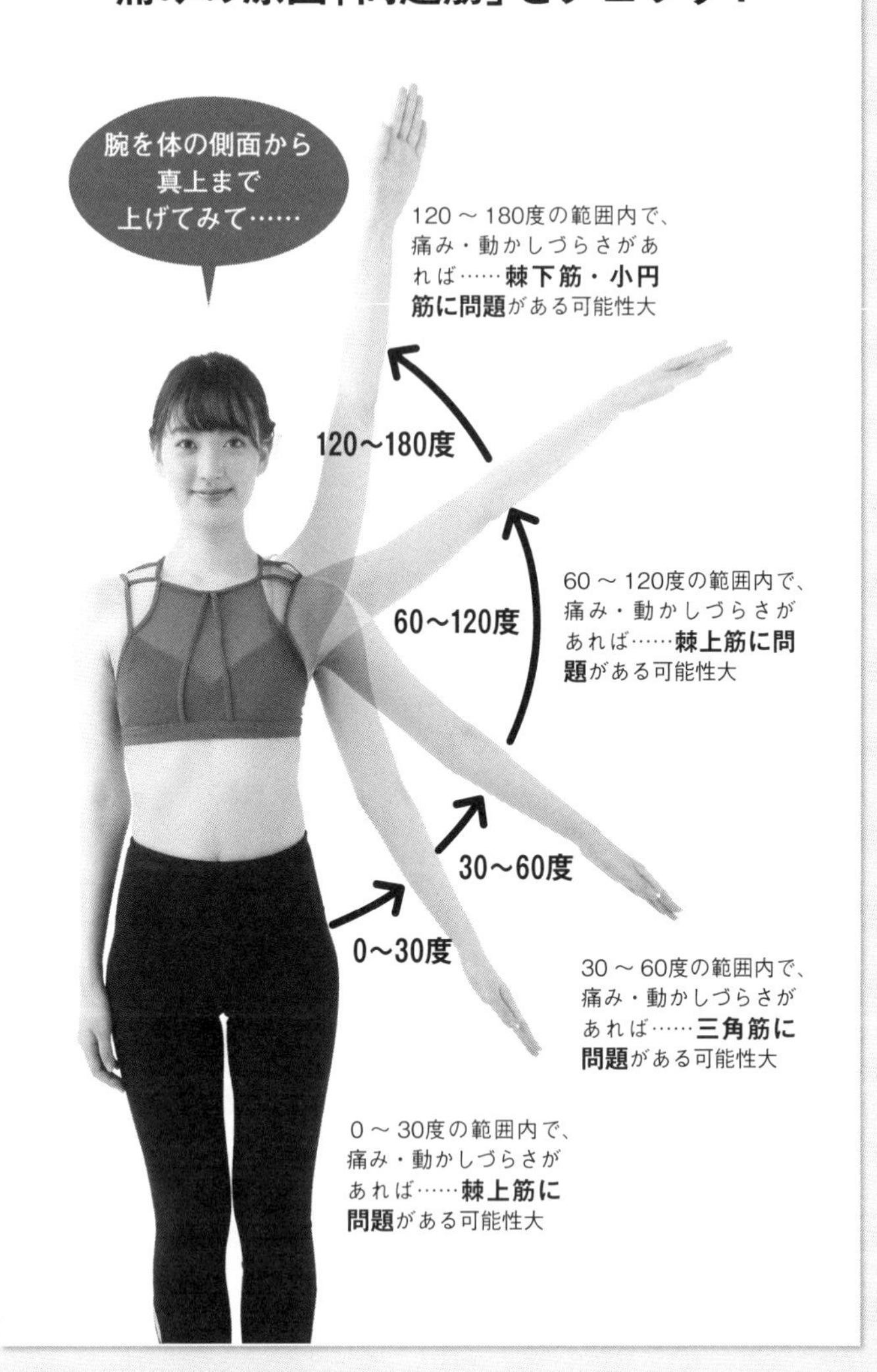

肩に不調をもたらす7大疾患

さて、本書の巻頭からここまでの内容で、四十肩・五十肩を含む肩トラブルの全体像はお伝えできたと思います。

そこで、本章の最後に、肩周りの不調の原因になる7つの主な疾患について、少し触れておきましょう。

それはつまり、**「はじめに」の中で「実は肩関節周囲炎よりも別の疾患名のほうがふさわしい状態」とお話しした、肩周りに起こりやすい代表的な疾患ということでもあります。**

それらの疾患の特徴・発生のメカニズムなどを知ることとは、皆さんが肩トラブルを撃退するために入手すべき情報の総仕上げになります。

次の第3章で説明する、第1章にあるストレッチが抜群の効果をもたらす理由をご理解いただくための助けになり、ストレッチを実践し続けていくためのモチベーションアップにつながることでしょう。

■肩関節周囲炎（四十肩・五十肩）

すでにお伝えしたとおり、「四十肩・五十肩」という言葉は一般名称で、「肩関節周囲炎」が医学的な正式名称です。英語では「フローズン・ショルダー」（frozen shoulder＝凍結肩）と呼ばれています。

肩にある複数の関節（24ページのイラスト参照）のうち、肩甲上腕関節や肩峰下関節のすぐそばにある組織に異常が生じ、肩〜腕を動かしづらくなったり、痛みを感じたりします。

さまざまな組織に異常が起きるわけですが、その内容は少し複雑です。

関節を覆っている袋（関節包）に硬化・肥厚・炎症・癒着（ゆちゃく）などが起きたり、関節の動きを滑らかにする動きがある滑液包（肩峰下滑液包）・腱・靱帯が傷ついて炎症が起きたりします。また、これらの異常によって、関節内のスペースが狭くなり、動きが悪くなったり、痛みが出たりするのです。

その結果、重度の場合は可動域（動く範囲）の制限だけでなく、**夜中に目覚めてしまうほどの痛み（夜間痛）や、腕を切り落としたくなるほどの激痛を感じることもあります。**

■インピンジメント症候群（腱板損傷）

上腕骨の先端の丸い部分（上腕骨頭）には、4つの深層筋（インナーマッスル）＝棘上筋・棘下筋・小円筋・肩甲下筋がくっ付いていて、それらの筋肉の先は薄い板状の腱になって上腕骨頭を包み込んでいます（69ページの図を参照）。

このことから、4つの筋肉の腱を総称して「腱板」という名が付けられています。

インピンジメント症候群（腱板損傷）は、この腱板で発生します。

ただ、**ほとんどの場合で問題が起きているのは、棘上筋の腱の部分です。**

巻き肩になったり、筋肉の使いすぎでバランスが悪くなったりすると、肩の横軸のラインが大きく崩れます。すると、肩の横軸のラインとほぼ同じラインにある棘上筋も、本来あるべき位置から大きくズレたり、収縮・緊張・硬化したりして、余計なプレッシャーを受けることになります。

そして腕を動かせば、**上腕骨頭と肩峰の間に挟まれたり、摩擦が増えたり、過剰に引っ張られたりして、損傷・炎症を引き起こし、痛みを発生させるのです。**

また、棘上筋の位置のズレが影響して、肩峰下滑液包にも損傷・炎症が起きることもあります。

棘上筋は細い筋肉なので損傷しやすいのは事実ですが、損傷以上の障害、つまり**腱板が切れてしまう腱板断裂においては、全部が切れるケースはそうそうなく、一般には部分断裂が大半です。**

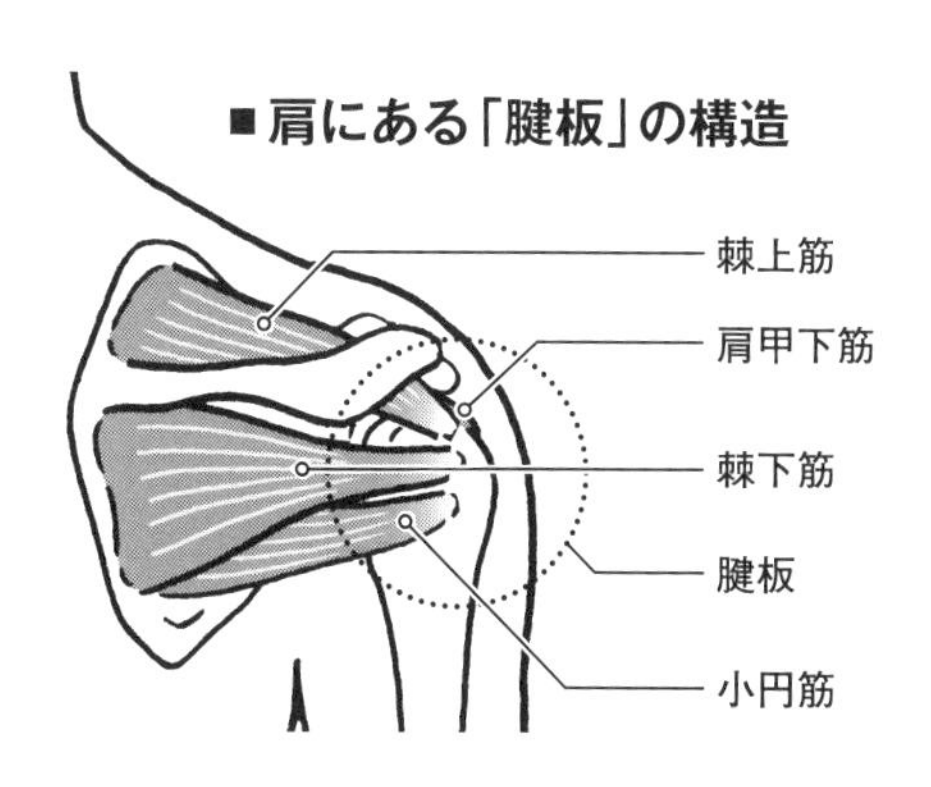

しかし私は、このインピンジメント症候群（腱板損傷）とは、〝四十肩・五十肩の重度版〟の疾患と考えています。**「あまりの痛みで病院に駆け込んだら手術を宣告された」**となる前に、64ページの確認方法を利用して、この疾患の兆候をつかんでおきましょう。

腕を体の側面から真上まで上げようとするとき、**60〜120度の範囲内では棘上筋をメインに使っています。**ですから、**この範囲内で違和感があれば要注意**と念頭に置き、第1章にあるストレッチなどで早速ケアを始めるようにしましょう。

投球動作のような肩〜腕の動かしかたを頻繁に行う野球・バレーボール・水泳などをしているかたは、特に注意してください。

関係する主な筋肉

前面

■表層の筋肉（アウターマッスル）

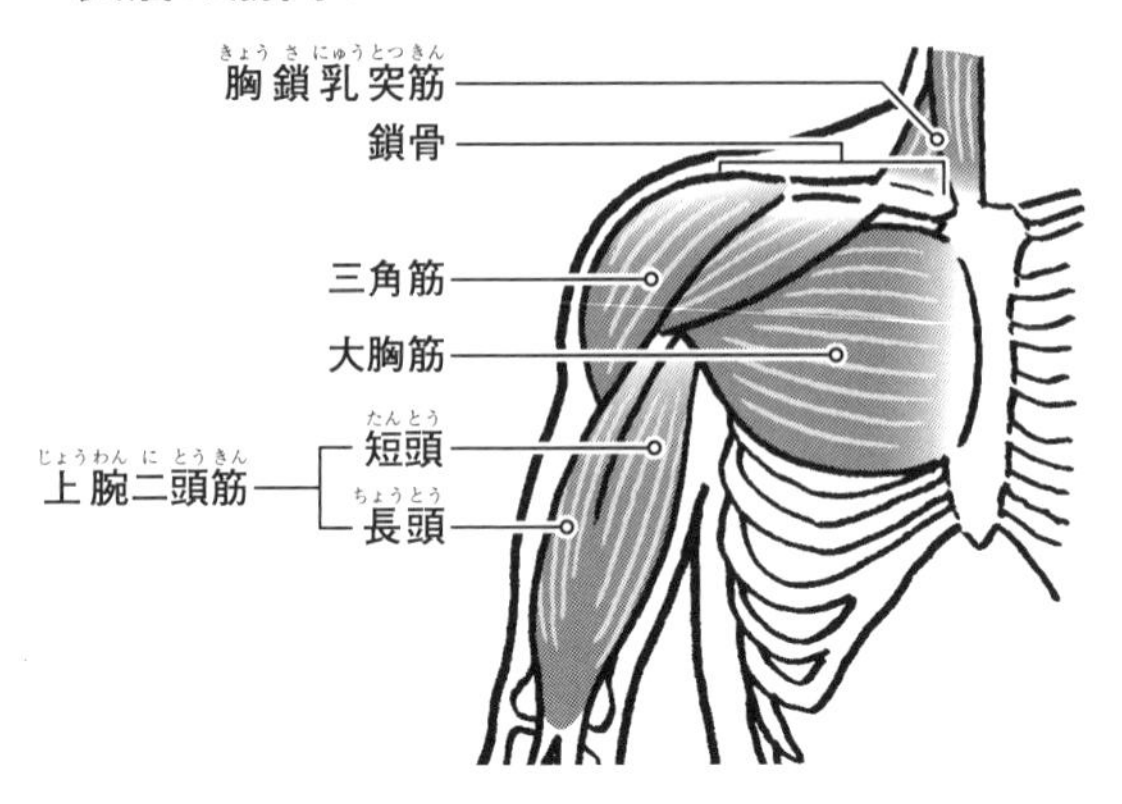

■深層の筋肉（インナーマッスル）

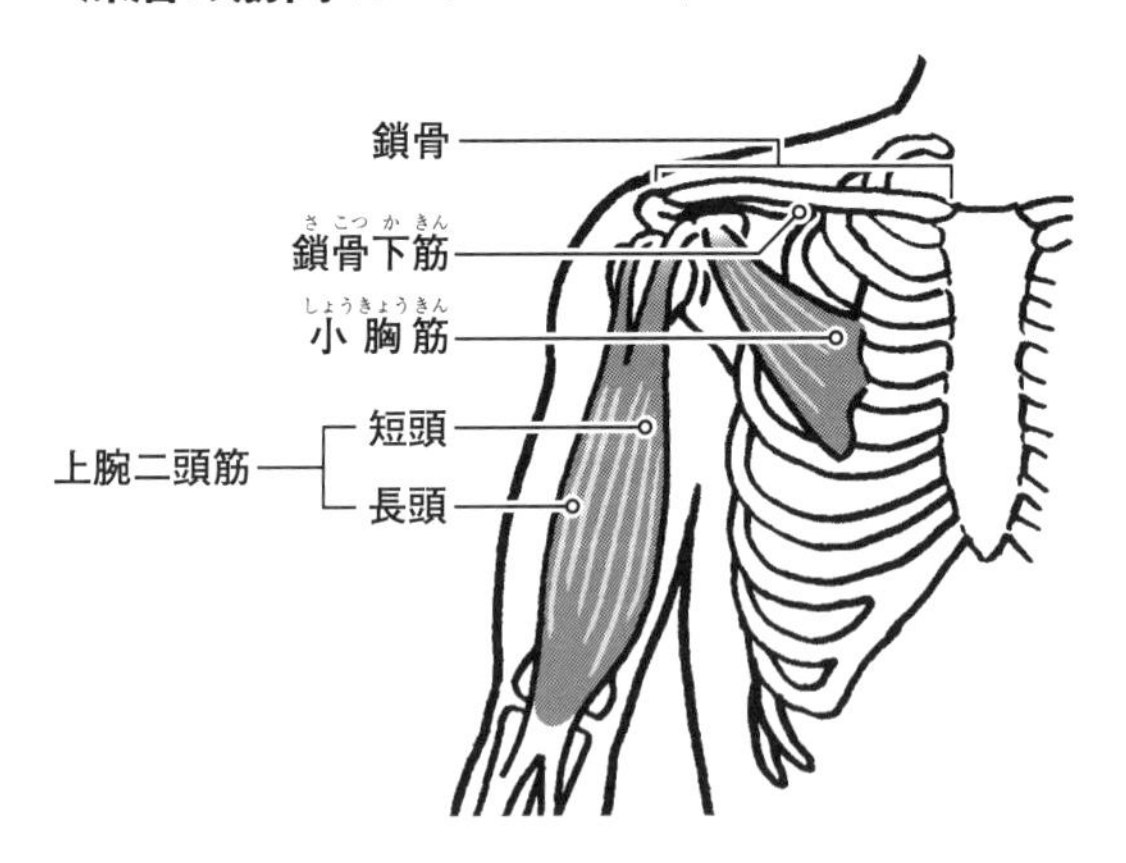

肩周りの動き・痛みに

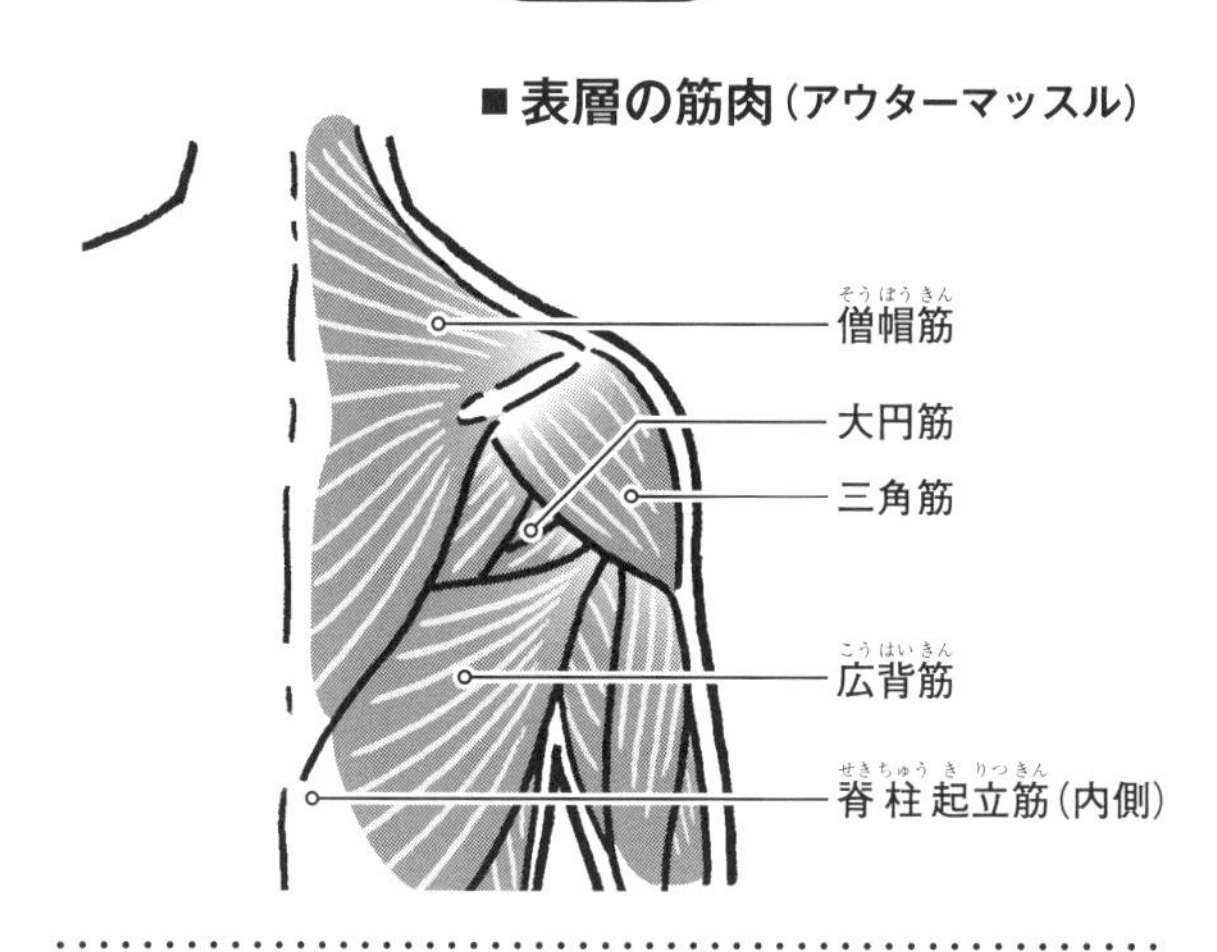

■深層の筋肉（インナーマッスル）

頸椎
胸椎
肩甲挙筋
鎖骨
棘上筋
棘下筋
小円筋
菱形筋
大円筋

■三角筋の炎症

三角筋とは、肩側面を中心にぐるっと覆うようにある表層筋（アウターマッスル）で、厳密に言えば前部・中部・後部があるのですが、全体としては比較的大きな筋肉です（70ページの図を参照）。

この筋肉は、腕を上げる動作において、非常に重要な役割を担っています。

ここで、64ページの写真をもう一度見てください。

腕を体の側面から上げていくとき、**0～30度の範囲では棘上筋の〝助け〟として、30～60度の範囲内では〝主役〟として働いている筋肉なのです。**

ただし、68ページでお話ししたように、腕を上げ始めるときにコンビを組む棘上筋は、問題が起こりやすい筋肉です。ですから、**いざ肩トラブルが起こってしまうと、過剰な負荷が三角筋にかかってしまうのです。**

また、巻き肩になり、肩の横軸のラインが崩れてしまうと、本来は肩の前後のバランスを取りながら働く三角筋が変にねじれた状態で動くことになり、余計な負荷もかかることになります。

こうして酷使されることで、三角筋に炎症が発生し、痛みを感じるようになるわけです。

■棘下筋・小円筋の炎症

棘下筋と小円筋は、肩の後面の下側にある深層筋（インナーマッスル）で、この筋肉がしっかり働くことで、肩〜上腕を外向きに回す動き（外旋）ができます。

ですから、**60ページの結帯動作ができないということは、棘下筋・小円筋の機能がかなり低下している証と捉えることもできます。**

また、腕を体の側面から上げていく動作では、腕を斜め上の120度以上に持っていくときに、棘下筋・小円筋はたいせつな役目を果たします。

できるかたは試していただきたいのですが、120度以上の角度に上げようとすると、手のひらを内側に向ける方向に腕を回す必要があります。さらに、肩関節の構造上、120度以上はただ単に腕を上げようとしても不可能で、上腕骨先端の丸い部分（上腕骨頭）を少し滑らせるように動かすことで可能になります。

これらの動きをさせる筋肉こそ、棘下筋と小円筋なのです。

しかし、肩の位置が前方に位置した巻き肩になると、これらの筋肉は常に引っ張られ続けた状態になります。そして、**上腕骨と関節包が付着している部分が特に痛むのです。**

■上腕二頭筋長頭腱炎

肩の前面〜ひじにかけての範囲にある、いわゆる力こぶを作るときに目立つ筋肉が上腕二頭筋です。1つの大きな筋肉のように思えますが、ほんとうは長頭・短頭の2つの筋肉から成り立っていて、トラブルが起こりやすいのは長頭のほうです（70ページの図を参照）。

実は、上腕二頭筋の長頭は、〝肩のかなり奥のほう〟から始まっていて、二の腕の部分に出てくるまでに、複雑な経路をたどっています。

肩甲上腕関節よりも肩甲骨寄り、つまり肩甲骨の一部から腱の状態で始まって、肩甲上腕関節を過ぎ、トンネル状の組織（腱鞘（けんしょう））を通り、上腕骨にある細い溝を通過した後にやっと、太い筋肉の状態になっているのです。

これほど繊細なルートを通っているため、肩が巻き肩になってしまうと、上腕二頭筋の長頭の腱は本来のルートを自然に通ることが難しくなります。

つまり、**本来のルートを外れて〝近道〟を通ろうとする状況になるため、先述したトンネルや骨の溝にこすれたり、変に引っ張られたりして、最終的に炎症が発生して痛むわけです。**

■寝違え

寝違えは、首を不自然な状態で長時間固定していたために起こります。

首~肩にかけて全体的な痛みを感じることもありますが、痛みの根源は基本的に**「首の後面の根元あたり」か「肩甲骨の内側（背骨側）」の部分。**

この2カ所は、肩甲挙筋（けんこうきょきん）という筋肉が、骨と付着する両端に相当します（71ページの図を参照）。

ソファのひじ掛けに頭を乗せたまま寝てしまったり、高い枕を使って寝返りを打たずに同じ体勢で眠り続けたりすると、この肩甲挙筋はグッと引き伸ばされた状態が続きます。そして、このように必要以上に引っ張られた筋肉は、今度は元に戻ろうと異常収縮を起こします。

その結果、この筋肉の両端に炎症が起こって痛くなるのです。

ストレートネックがあると首が前に突き出しているため、肩甲挙筋に負荷がかかりやすく、寝違えをよく起こす傾向があります。

■胸郭出口症候群

胸郭出口とは鎖骨・胸骨・第1肋骨・第1胸椎で囲まれたスペースのことで、ここを通る神経や血管が圧迫されることによって、しびれや痛みが引き起こされる疾患が胸郭出口症候群です（25ページの図を参照）。

肩の痛みというよりも、腕〜手、特に手の薬指や小指にまでしびれがあることが特徴です。また、運動障害が現れることもあり、**手のグーパーを繰り返す動きがしづらくなったら要注意です。**

ただし、症状が現れるメカニズムには、これまでに紹介した疾患との共通点があるので、肩の症状と併発しているケースも少なくありません。

胸郭出口症候群にはいくつかのタイプがあるのですが、よく見られるのは以下の2つのタイプになります。

❶肋鎖症候群

特に鎖骨と第1肋骨の間のスペースが狭まることで、神経や血管が圧迫されて不調が現れるタイプです。なで肩の人がなりやすいと言われてきましたが、**症状の発生・悪化にはストレートネックが大いに関連しています**。ひとことで言えば、ストレートネックが進行するにつれ、鎖骨と第1肋骨の間はどんどん狭まっていき、症状が悪化していくということです。

❷小胸筋症候群

小胸筋は、胸の表層にある大きな筋肉（大胸筋）の奥にある深層筋（インナーマッスル）です。**この筋肉の使いすぎや巻き肩によって、筋肉が硬くなったり肥厚したりすると、やはりその一部が神経・血管を圧迫して不調を引き起こします。**

第3章

なぜ、簡単ストレッチで肩の痛み・不調が消えるのか

軽度〜重度までのストレートネックを矯正！筋肉へのプラス効果も大

それでは早速、私が第1章でおすすめしている各種ストレッチが、肩周りの不調解消に効く理由を説明していきましょう。

まずは、**「肩甲骨（けんこうこつ）テニスボール＋あご押しストレッチ」（30ページ参照）**です。

このストレッチには、特にすぐれた作用が2つ備わっています。

最大のポイントは、テニスボールを肩甲骨の位置にセットしていること。

ストレートネックを放置して状態が悪化すると、〝ストレートネックの重度版〟とも言えるスワンネックになることは説明しましたね（52ページ参照）。

そのスワンネックで発生する「前方に倒れ込むような大きなカーブ」の頂点が肩甲骨の位置に相当するため、ここにテニスボールをセットして仰向けに寝ると、体重と重力の力で自然と〝悪いカーブ〟を矯正するメカニズムが働くのです。

とりわけ、**日常的にスマートフォンやパソコンを長時間使用する人は、肩甲骨のあたりから曲がった前傾姿勢になりがちですから、このストレッチがぴったりです。**

このストレッチでは、最後に「あご押し」の動作を加えています。

こうして強制的に首を押し込むと、前方へ直線的に突き出た構造の頸椎(けいつい)の下部（第5～第7頸椎）に対し、後方へシフトする力が加わります。繰り返しているうちに、頸椎の下部はだんだん後方に押し戻され、それにつれて頸椎には本来あるべきカーブが戻ってくるのです。

ですから、**肩トラブルを引き起こす2つの元凶のうち、特にストレートネックを**

見事に矯正できるのです。軽度〜重度のいずれの段階のストレートネックにおいても、抜群の効果を発揮します。

また、このストレッチの利点は、こうした関節に対する作用だけではありません。四十肩・五十肩に関連する筋肉への作用も、大いに注目に値します。

このストレッチを行うと、**脊椎（せきつい）（背骨）と肩甲骨の間にある菱形筋（りょうけいきん）という筋肉に、テニスボールからの圧が自然と伝わり、適度に刺激することができます。**これが、腕を上げる動作をするうえで、大きなプラスをもたらすのです。

64ページの確認法と同じ要領で、腕を体の側面から真横に上げていく際、実は30〜120度の範囲内では肩甲骨もいっしょに動く必要があります。

上腕骨の動きを2とすると、肩甲骨は1の割合で動く——。言いかたを変えれば、肩甲骨がこの割合で動けないと、腕は上がってくれないのです。

菱形筋の主な働きは、まさに肩甲骨を動かすことですから、**適度な刺激でほぐしてリフレッシュさせることが、肩甲骨と上腕骨の連動性を高め、肩関節（肩甲上腕関節）の機能を向上させることにつながるわけです。**

やっかいな巻き肩を効率的に矯正！

前項でお話ししたストレッチは、四十肩・五十肩を招く2大原因のうち、ストレートネック対策としてきわめて有効なものでした。

次に、もう1つの原因である巻き肩への対策としておすすめしたいのが、**「バスタオルで伸びストレッチ」（32ページ参照）**です。

首元～腰上の範囲で脊椎（背骨）に沿ってバスタオルがあるため、その上に仰向けに寝ると、両肩には床方向の力が働きます。これは、立ち上がった状態で考えれば、**「肩の位置が前方にシフトしている」という巻き肩の特徴を正す力に当たります。**

また、手のひらを上に向けることで、やはり**巻き肩の特徴である「肩が内側に入っている＝内旋（ないせん）の状態」とは反対の動き＝外旋（がいせん）も、同時にしていることになります。**

外見上では体勢が似ていることから、〝肩甲骨にテニスボールを当てて仰向けになっても効果は同じ〟と思われるかもしれませんが、このように大きく異なります。その違いは、実践しながらでも感じられます。秘密はバスタオルで、脊椎全体をほぼカバーするように当てていて、なおかつテニスボールよりも高さのあることがポイントなのです。

ですから、さらに言うと、巻き肩だけに限らず、上半身全体の関節や筋肉までにも好影響を与えるストレッチなのです。**前傾姿勢・猫背によって狭まった関節内のスペースを広げたり、緊張・収縮・硬化した筋肉に柔軟性を復活させたりする効果**

も備えています。

だからこそ、実践していただければすぐに、気持ちよさを感じられるはずです。

ガチガチに固まった肩関節を緩めてスムーズな動きを実現するテクニック

何度もお話ししてきたように、巻き肩とは、肩が前方にズレて内旋している状態です。この構造を正すには、当然ながら意識的に、肩を外側へ外旋させながら後方へシフトする必要があります。

ところが、肩関節（肩甲上腕関節）の組織があまりにくっ付いて癒着（ゆちゃく）していると、その動きをしたくてもできない場合があります。シンプルに言うと、〝肩の関節がガチガチに固まっている〟といった状況です。

そうしたケースでは、**肩を後方へ回すため、関節内の癒着を引きはがすことが先決です。**

そこで大いに役立つのが、**「枕挟みストレッチ」（34ページ参照）**です。

このストレッチを実践すると、「テコの原理」が働きます。「力点」が手首の部分、「支点」が枕、「作用点」が肩甲上腕関節です。

ですから、手首を引っ張ると、肩甲骨と上腕骨の先端（上腕骨頭）を引き離すような力が生まれ、継続しているうち、関節内の骨・筋肉・腱などの癒着は解消に向かいます。その結果、肩の横軸のラインを修正することも可能になるわけです。

しかも、こうして関節内のスペースに余裕ができると、骨と骨の間に関節液（滑液）が入りやすくなります。

関節液は、関節軟骨に栄養や酸素を届けるとともに、関節の〝潤滑油〟のような役割も果たしています。ですから、**肩関節のスムーズな動きをサポートすることに**

もなります。

加えて、棘上筋（きょくじょうきん）のためにもなるストレッチと言えます。その効果は次に説明するストレッチにはやや劣りますが、今お話ししたような「関節へのアプローチ」と「棘上筋へのアプローチ」を同時にできるのは、かなりのメリットだと思います。

障害を起こしやすい筋肉に直接働きかけ、他の筋肉とのコンビネーション改善！

肩の上部にある棘上筋は、肩周りの他の筋肉と比べて少し細く、骨と骨の間を走っていることもあって、障害や機能低下を起こしやすい筋肉です。

そもそも伸び縮みの度合いが少なく、オーバーユース（使いすぎ）の状態になりやすいという特徴もあります。

というのも、69ページでも触れたとおり、腕を上げるときに棘上筋は〝大活躍〟をしています。

そのうえ、腕を下に垂らしているときも、肩~腕の重さが負荷になっています。

さらに巻き肩にもなれば、いっそうの負荷が加わることになり、緊張・収縮・硬化を起こしやすいのです。

そこで、棘上筋にダイレクトに働きかけ、活性化を図ることができるのが**「テーブルで腕立ちストレッチ」（36ページ参照）**です。

ジワーッと伸ばすことを繰り返すうち、**棘上筋の緊張・収縮・硬化は解消されるので、骨との付着部が痛むことは減り、骨と骨の間に挟み込まれることも少なくなっていくはずです。**

また、深層筋（インナーマッスル）である棘上筋の機能が正常化することで、腕を上げる際に協力している表層筋（アウターマッスル）・三角筋とのコンビネーションがとてもよくなります。

したがって、腕を上げる動作をスムーズに行ううえでも、功を奏するストレッチなのです。

ひもを使った簡単ストレッチで肩の構造・組織の全般をケアできるワケ

肩と腕の全体を外旋させつつ後方へ伸ばすことは、一見しただけでもわかるとおり、巻き肩とは正反対の動きをすることに相当します。

さらに、肩関節（肩甲上腕関節）の組織の癒着を引きはがす効果も期待できるのが、**「肩・腕後方伸ばしストレッチ」（38ページ参照）**です。

このストレッチを行うと、肩の前面～胸にかけての広い範囲に好影響が連鎖します。

ストレートネックや巻き肩があると、体が前方に倒れ込むようなかっこうになるため、鎖骨の両端にある胸鎖関節・肩鎖関節は詰まって動きが悪くなりがちなのですが、後方へグーッと伸ばして広げることにより、関節には余裕ができて動きが改善されるのです。

ストレートネック・巻き肩・普段の前傾姿勢などの悪影響から、前方へ向けて倒れてつぶれているような胸郭の構造を、正常な状態へ立て直す作用もあります。

さらに、体の前面の大胸筋・上腕二頭筋をリフレッシュする作用も期待できます。総じて、肩の構造や組織の全般をケアできるストレッチなのです。

ただし、ゴムひもなどを使うと、こうしたメカニズムがほとんど働かなくなってしまいます。使用するのは、弾力性のないひもにしてください。

肩の後面にある筋肉も、緊張・収縮・硬化から解放

「肩・腕前方伸ばしストレッチ」（40ページ参照）は、今回おすすめしているストレッチの中で唯一、肩～腕を前方へ動かすアクションを行います。

これは、体の後面にある棘下筋(きょくかきん)・小円筋のケアに焦点を絞っているためです。

巻き肩になると、棘下筋や小円筋は常に引っ張られ続けて緊張・収縮・硬化しやすく、これらの筋肉の両端から痛みが現れ始めます。

そこで、一見すると逆効果のように思えますが、背中側の肩～肩甲骨～脇の下～脇腹にかけての範囲をジワーッと伸ばすと、棘下筋・小円筋の筋腹(きんぷく)（両端の間のほぼ真ん中部分）をターゲットにしたストレッチができるのです。

そして、**この適切な刺激によって、筋肉は緊張・収縮・硬化から解放されて余裕**

ができ、痛む付着部を休ませることができます。

また、収縮と弛緩を繰り返す筋肉本来の動きも、これまでよりずっと効率的に行えるようになるはずです。

ただ、このストレッチは、肩〜腕を前方の内側へ動かすので、巻き肩になるのと同じ方向への力が加わることになります。ですから、**くれぐれもやりすぎには注意してください。**

適切な刺激を与えて、痛んだ筋肉を休ませる

「首・肩伸ばしストレッチ」（**42ページ参照**）のターゲットは、肩甲挙筋という筋肉です。寝違えのひどい痛みが落ち着いてきたら、なにもせずに回復を待つよりも、このセルフケアを実践すると早く治ります。

首の斜め後方～肩甲骨の範囲にある肩甲挙筋は、棘上筋と同じく細い筋肉なので、不自然に頭が高い状態で寝続けたりすると、あまりに引っ張られ続けたことで骨との付着部である両端に炎症が起き、痛みを感じるようになります。

そこで、**肩甲挙筋の筋腹（両端の間のほぼ真ん中部分）をジワーッと伸ばすという適切な刺激を与え、筋肉全体に余裕を持たせることで、炎症のある付着部を休ませることが痛みの軽減・解消に有効なのです。**

このようなつらいときに肩甲挙筋を休ませるという意味では、**この筋肉に沿ってテーピングをしてもよいでしょう。**ただし、首にテーピングをすると、肌がかぶれやすいので注意しましょう。テープの四隅を丸く切ってから貼ると、かぶれにくくなります。

また、**寝違えほどの強い痛みではない首こり、特に首の下のほうの張り・こりの解消にも、このストレッチは効果を発揮します。**

鎖骨と筋肉のセルフケアで胸郭出口症候群の症状を撃退

「鎖骨動かしストレッチ」（44ページ参照）で指を当てている箇所は、鎖骨と胸骨から構成される胸鎖関節の位置に当たります。

ストレートネックや巻き肩があると、胸鎖関節だけでなく、脊椎（背骨）の胸の部分を構成する胸椎（きょうつい）と第1肋骨の接合部＝第1肋椎関節も、詰まった形になって動きが悪くなる傾向があります。それはつまり、**胸郭出口症候群の中の1タイプ＝肋鎖症候群（77ページ参照）の悪化の原因に直結しています。**

そこで、このストレッチのような動きをすると、**関節の〝凸と凹のはまり具合〟**

がよくなって動きやすくなるので、狭くなっていた胸郭出口のスペースを広げる効果が得られるわけです。

ですから、鎖骨周辺・腕・手などの広範囲にわたって痛み・しびれがあるかたは、無理のない範囲で実践してみてください。

ちなみに、時間的に余裕があれば、**胸郭出口症候群でよくあるもう1つのタイプ＝小胸筋（しょうきょうきん）症候群の対策として、小胸筋を軽くマッサージするといいでしょう。**

小胸筋は、大胸筋の奥にある深層筋（インナーマッスル）ですが、該当する箇所を少し強めにマッサージすれば刺激は伝わります。脇の下と乳輪の間の範囲を、30秒〜1分間、円を描くように少し強めにさすればＯＫです。

〝全身の関節リンクの要〟もケアして対策万全！

私たちの体にある関節は、単独で働き続けているわけではありません。全身のさまざまな関節が、連携しながら動いています。

そのため、ある1つの関節の調子がよくなれば、その関節とリンクしている関節の調子もよくなります。反対に、ある関節の調子が悪くなれば、連携先の関節の調子も悪くなっていくのです。

その点で、**〝全身の関節リンクの要〟と言ってもいいほど重要な関節である仙腸関節には、やはり適切なセルフケアを施すべきです。**

仙腸関節は、骨盤中央の仙骨と左右の腸骨の境目にあり、**「仙腸関節ストレッチ」（46ページ参照）**でボールを当てているところです。

■腰の「骨盤」の構造（腹部から見た図）

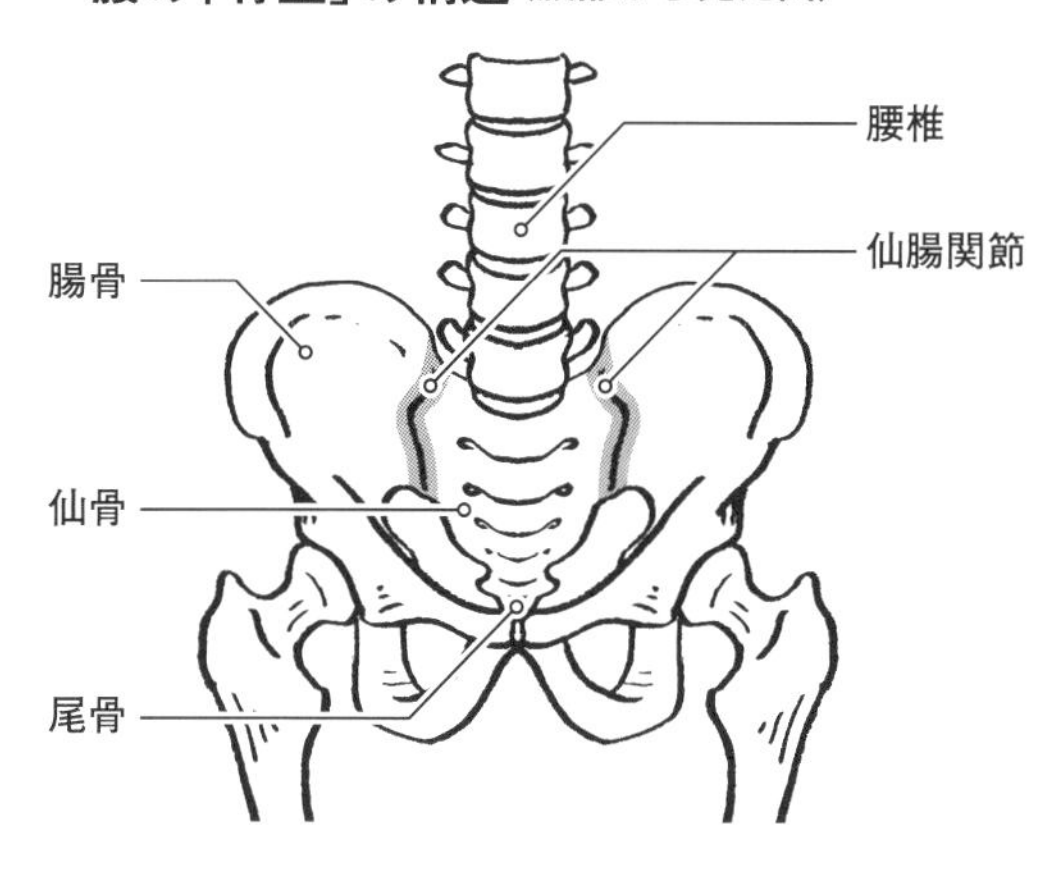

　この関節は通常、前後左右に数ミリほど動かすことができます。その動きこそが、体の荷重や外部からの衝撃を和らげるクッションの役割を果たし、**腰椎・胸椎・頸椎と続く関節にかかる負担を軽減しています。**ですから、肩トラブルの原因になっているストレートネックや巻き肩にも、大いに関係しているわけです。

　ところが、仙腸関節は、動く範囲が非常に小さいだけに、すぐに引っかかりを起こして固まりやすい関節なのです。私のこれまでの経験では、日本人の8〜9割が仙腸関節の不調を抱えているとみています。

となれば、この関節へのじゅうぶんなセルフケアは、肩関節の状態を改善するうえでも必須のことなのです。

もちろん、仙腸関節ストレッチは、**腰にある最重要関節の異常を矯正するものですから、腰痛の改善・解消にもすぐれた効果を発揮します。**

肩周りへのピンポイントのケアに、全身の関節リンクを見据えたケアも組み合わせて、万全の態勢を取っていきましょう。

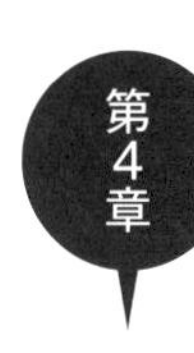

四十肩・五十肩を自分で克服した症例集

「腕を切り落としたいほど」の肩の激痛が1カ月半で完全に消え、消炎鎮痛剤を手放せた

男性・60代・税理士

この男性のケースは、重度の四十肩・五十肩の典型例でした。**結帯・クロス・結髪の動作（60ページ参照）はすべてできず、左の肩～腕が思うように動かせないので、着替えが困難。**痛みも現れたのに、多忙を理由に病院にも行かず、市販の消炎鎮痛剤でごまかしながら「そのうち治るだろう」と高をくくっていました。

しかし当然ながら、症状はみるみる悪化。気づけば、腕を横に上げたくても60度すら届かず、**就寝時に横向きになると〝下になっている肩〟に激痛が走ったといいます。**最もひどいときには、腕を切り落としたいほどの痛みがあったそうです。

その後まもなく、当院を訪れたわけですが、当初は特に肩甲上腕関節がガチガチに固まった状態だったため、癒着(ゆちゃく)をはがして関節内のスペースを広げる施術からスタートしました。自宅でも、同じ作用のある**枕挟みストレッチ（34ページ参照）**から、まずは取り組んでもらいました。

それと同時に、来院時には「体外再生圧力波」（168ページ参照）を使い、石灰化した組織の再生を促すなどして、**痛みが引いてきた頃合いを見計らって、本書にあるストレッチをどんどん実践していただきました。**

最終的には、すべてのストレッチに取り組んでいらっしゃいました。

すると**1カ月半ほどで、痛みは完全に消え、腕をほぼ真上にまで上げられるようになったのです。**

また、仕事の都合で大量の資料が入った重いカバンを、以前とは別人のように楽々持てるようになったとのこと。着替えもなんなくこなせるようになり、消炎鎮痛剤も手放せたと報告してくれました。

肩～腕を思いどおりに動かせて、痛みは解消！手指のしびれも大改善！

女性・60代・歯科医

肩周りの動かしづらさ・痛みに加えて、手の薬指と小指のしびれも訴えていた女性です。症状が現れていたのは、体の左側でした。

私がチェックすると、**重度のストレートネックになっていました。**ただ、一般的な意味での四十肩・五十肩と捉えられる疾患なら、手の指にしびれは現れません。

そこで、さらに詳しくチェックすると、ストレートネックになっている頸椎（けいつい）の下のほうは椎間板（ついかんばん）ヘルニアになっていて、肩周りの関節や筋肉の機能も一様に低下。さらに、胸郭出口（きょうかくでぐち）症候群（77ページ参照）も判明したのです。

手指のしびれは、頸椎椎間板ヘルニアと胸郭出口症候群が原因でした。

このように、**肩周りでよく起こる疾患が併発したケースは、比較的よく見られます。関節や筋肉などが連動しているため、トラブルが連鎖してしまうのです。**

その後まもなく、ズボンをはくときに腕を腰の高さまで上げることも難しくなり、痛みと動かしづらさへの対策を本格的に始めました。施術も受けてもらいましたが、自分で**「肩甲骨テニスボール＋あご押しストレッチ」（30ページ参照）**を積極的に行い、**小胸筋（しょうきょうきん）のマッサージ（95ページ参照）**もきちんと行っていたそうです。

また、このかたの場合は、日常の生活習慣を改善したことが、かなり大きな効果をもたらしたと思います。歯科医としての業務では患者さんの口の中をのぞき込まずに治療できる器機を取り入れ、診療時間は午前中だけに短縮。**就寝時の寝かたも、126ページにある方法に変更したのです。**

その結果、**2カ月以内に、肩～腕を以前のように動かせるようになり、痛みも解消。**重度だったストレートネックもきれいに矯正されました。

手指のしびれだけは少しあるようですが、かなり治まったと喜ばれています。

ストレッチと日常生活の工夫が最大の効果発揮！肩・腕を楽々動かせる

女性・50代・事務職

デスクワークを長時間していると、どうしてもストレートネックや巻き肩になりがちです。この女性の場合は、両肩が巻き肩になっていて、特に右肩は重度の状態でした。

右腕を下にしたクロス動作（60ページ参照）では、両手がまったく付かずに離れている。ブラジャーを着けるときには、体の前面でホックを留めてから、クルッと回すしか方法がない。孫の手がなければ、背中をかくこともできない――。

五十肩の痛みはもちろんあったのですが、ご自身としては、こうした動かしづらさのほうを気にされ、悩んでいらっしゃいました。

ストレッチは、**「基本のストレッチ」の３種類（30〜35ページ参照）**に加え、**「テーブルで腕立ちストレッチ」（36ページ参照）、「肩・腕後方伸ばしストレッチ」（38ページ参照）、「仙腸関節ストレッチ」（46ページ参照）**もできるだけ実践してもらいました。

また、長時間のデスクワークを毎日こなしているだけに、**仕事環境に工夫をこらし、巻き肩・ストレートネックの矯正・予防になる姿勢を取ってもらいました。**

具体的には、パソコンをノート型からデスクトップ型に変更し、目線の高さにモニターを設置。右肩の内旋を避けられるよう、マウスは自分の体よりも外側で操作。たすきがけや、巻き肩矯正効果のあるインナーも日常生活に取り入れてもらったのです。

これらの効果はてきめんに現れ、**なんと2カ月後にはすべての症状と悩みが解消されたのです。**四十肩・五十肩を治すための工夫をこらした生活が、いかに重要であるかと実感できる治療例です。

ストレートネックと巻き肩が原因の痛みがわずか1カ月でスーッと治まり、びっくり

女性・40代・飲食店スタッフ

この女性は背が高いので、お客様に注文の品を出す際に、かなりの前傾姿勢を取ることになります。

すでにストレートネックと巻き肩になっているうえ、こうした動作を繰り返していれば、なんらかの肩トラブルが現れても不思議はありません。

彼女の場合は結果的に、肩の症状はほんの少しで済み、胸につらい症状が現れました。**鎖骨と胸骨の接続部・胸鎖関節のところが腫れて痛み、声が出づらくなったり咳き込んだりして、しまいには肋間神経痛まで出てきたのです。**

実は、ストレートネックと巻き肩が発端でも、このような症状が出ることは珍し

くありません。いわゆる四十肩・五十肩と併発することもありますので、以降で詳しく解説することにします（１４２ページ参照）。

この女性に関しては、鎖骨・肋骨・胸椎など、実際の不調に関係する骨のすべてを施術で動かしました。

また、ストレートネック・巻き肩・前傾姿勢の悪影響を軽減し、それらの骨格的な構造を矯正するため、**「肩甲骨テニスボール＋あご押しストレッチ」（30ページ参照）**、**「バスタオルで伸びストレッチ」（32ページ参照）**、**「肩・腕後方伸ばしストレッチ」（38ページ参照）**を指導。鎖骨の動きをよくする**「鎖骨動かしストレッチ」（44ページ参照）**もお伝えして実践してもらいました。

これらの相乗効果によって、胸部全体で〝大きなカゴ〟のような形をした骨格＝胸郭のねじれていた構造が、正常化したのは間違いないでしょう。

わずか1カ月後に、前述したすべての不調がスーッと消えていたことが、そのことをなによりも物語っていると思います。

肩の痛み・動かしづらさが大幅改善！セルフケアのおかげで手術を避けられた

女性・20代・小学校教諭

このかたは、20代のうちから四十肩・五十肩の症状が右肩に現れ、肩周りの動かしづらさや痛みを感じていました。そしてあるとき、あまりのつらさで病院に駆け込んで検査を受けると、**「腱板損傷（けんばんそんしょう）です。治すには手術しかありません」と宣告されてしまいました。**

しかし、「手術の前になにかできることはないか」と考え、私のもとにいらっしゃったのです。

よく話をうかがい、さまざまな角度から調べてみると、損傷しているのは棘上筋（きょくじょうきん）の腱の部分でした。ですから、64ページにある「問題筋」のチェック動作では、まさに60～120度の間で強い痛みを感じていました。

そこで、肩トラブルの元凶であるストレートネック・巻き肩の対策もしつつ、棘上筋への集中的なセルフケアを継続してもらいました。**「基本のストレッチ」（36ページ参照）の3種類（30～35ページ参照）と「テーブルで腕立ちストレッチ」**の実践は、彼女の日課になったそうです。

さらに、就寝時の寝かたの指導もしたのですが、仰向けでの「ゼロポジション」という理想の形（126ページ参照）ではどうしても落ち着かず、長年してきた横向き寝がしたいと懇願されたので、128ページにある方法を実践するようにしてもらいました。

すると、**肩の痛みは大幅に軽減して、不安を感じていた手術を受けなくても、日常生活で支障を感じないほど回復されたのです。**「小学校の教諭として、普通に腕を上げて黒板に字を書けることがほんとうにうれしい」と笑顔でおっしゃっていたのを、今でもよく覚えています。

肩のジリジリした痛みが完全に消えた！生まれ変わったかのような健康体に！

女性・60代・主婦

　四十肩を15年以上患っていて、市販の消炎鎮痛剤でなんとか痛みをやり過ごしていたかたなのですが、車を運転中に壁にぶつかってしまい、「それ以来、痛みや動かしづらさがひどくなったんです」と教えてくれました。

病院の精密検査では、肩にも首にも異常なし。

ところが実際は、両肩が痛いし動かせないしで、**着替えもシャンプーも自分でできず、「息子のお嫁さんにやってもらっています」とのことでした。**

　さらに、仰向けにも横向きにも寝ることができず、**毎晩、イスに座って眠っていたということです。**

このように、かなりの重症なのですが、本人の気持ちはとても前向きで、「四十肩や五十肩だなんて若返ったみたい」と冗談を言うほど明るいかたです。

おかげで来院時には、肩・首・腰の３つ関節へのさまざまな施術をしっかり受け、自宅でもストレッチをきちんと継続されました。

しかも、ストレッチを行うことに慣れてくると、実践する種類を少しずつ増やしていき、**４カ月後には本書にあるストレッチの全種類をマスターするほどでした。**

さらに家の中ではいつもたすきがけ（１３４ページ参照）をして、自宅でも肩・首・腰の３つの関節のセルフケアをきちんと実行していたのです。

だからこそ、あれほど重症だったにも関わらず、**約半年後には「普通の生活」を送れるようになったのだと思います。** **常時感じていたジリジリとした痛みは完全に消え、なにをするにも人の助けを借りずに自力で行えるようになったのです。**

まるで生まれ変わったかのような健康体を手に入れた彼女に、大きな拍手を送りたいと思います。

プロのアスリートも特効ストレッチでインピンジメント症候群を見事克服！

男性・30代・プロ野球選手

この男性はプロ野球選手で、左投げのピッチャーです。ピッチャーのほとんどは、ボールを投げるほうの肩が巻き肩の状態になっています。彼も例外ではなく、左肩が前方にズレ、内側に入った状態でした。

しかも、得意球はカーブやスライダー。投球動作では、肩〜腕を強く内旋させます。フォームはオーバースローなので、普通に投げるだけでも内旋傾向の動きをするのに、プロアスリートのレベルで強い動きを繰り返していたわけです。

そのため、棘上筋に大きな負荷がかかり続け、**インピンジメント症候群による痛みが現れていました。**

そこで施術では、肩にエコーを当てて棘上筋の状態を見ながら、巻き肩によって斜めになっている状態を真っ直ぐに戻すようにし、棘上筋のセルフケアも積極的に行ってもらいました。

具体的には、**「テーブルで腕立ちストレッチ」（36ページ参照）**を習慣にしてもらい、トレーニングルームにある器具を利用して**「バスタオルで伸びストレッチ」（32ページ参照）**や**「枕挟みストレッチ」（34ページ参照）**と同じ作用があるストレッチも実践してもらったのです。

さらに、巻き肩を助長してしまうオーバースローから、肩への負荷が最も少ないスリークォーターのピッチングフォームに変更。**アイシングよりも、肩を温めるほうを中心にしたケアにも取り組んでもらいました。**

こうした努力のかいあって、プレーを休む期間を設けることなく、**８カ月後には痛みも違和感もきれいに消すことに成功したのです。**

重度の四十肩・五十肩にも効果出現！ガチガチだった肩関節・筋肉にしなやかさが！

女性・50代・主婦

当院に初めていらっしゃったときから、この女性の全身の関節はガチガチに固まり、周囲の筋肉も緊張・収縮・硬化した状態でした。**重度の五十肩だけでなく、首・腰・ひざなど、重要な関節とその周囲の筋肉が非常に衰えていたのです。**

ただし、その原因は先天的なものでも、年齢によるものでもありません。**関節や筋肉を普段動かしていないことが、最大の原因です。**

実際、このかたも、運動の習慣がないどころか、外出することもほとんどないということでした。

肩周りのことに話を絞ると、当然ながらストレートネックや巻き肩は重度のレベル。それに加え、何十年も前にどこかで聞いた「寝るときは横向きが体にいい」という俗説を守ってきたこともあり、仰向けに寝られませんでした。

ですから、いざ施術を始めると、ほんの少し関節を動かすだけでも、「キャーッ！」と大声を出すほどの痛みを訴えていました。

しかし、これほど重症であっても、1カ月の間に**「基本のストレッチ」3種類（30〜35ページ参照）**と**「仙腸関節ストレッチ」（46ページ参照）**ができるようになり、効果は着実に現れています。

それぞれのストレッチでターゲットにしている関節・筋肉にしなやかさが出てきて、ほんの少しずつですが可動域が広がっているのです。

そのため、タオルを使った枕（128ページ参照）なら仰向けで寝られるようになり、それに伴って巻き肩が改善して、肩の痛みは落ち着いてきました。

私の感触では、半年〜1年の間に、肩周りのトラブルを一掃できると思います。

四十肩・五十肩を自分で治すために知っておくべき日常生活の工夫

肩に悪い習慣を続けてきた結果、動きづらさや痛みが現れる

四十肩・五十肩と、私たちの生活スタイルの関連を考えると、きわめて密接な関係があるのは間違いありません。

ここまで詳しく解説してきた肩トラブルや疾患は、日常生活中のよくない習慣が積み重なった結果として現れます。

昨日までなんともなかったのに、急に肩が動かなくなった。あるいは、急に肩が痛くなった――。そうした場合は、ケガなど外傷性の要因がある可能性が高いと思われます。しばしば起こる「肩鎖関節脱臼（けんさかんせつだっきゅう）」については162ページで説明することにします。

しかし、一般的なケースはまったく違います。
よくない生活習慣をため込み続け、「なんとなく動かしづらいな」と感じる時間をある程度経て、「あるときから痛みがバーッと出てしまった」となるものなのです。

また、本書にあるストレッチを実践し、症状が解消したとしても、悪い日常生活習慣を改めなければトラブルが再発してしまうのは時間の問題です。

つらい症状ときっちり決別し、肩周りのいい調子をキープするためにも、悪い習慣を一掃しつつ、いい習慣を取り入れる必要があるのです。

もちろん、現時点で具体的な症状がまだ現れていないかたにとっては、それが四十肩・五十肩を予防することに直結しています。

ですから、第1章にある各種ストレッチの実践と並行して、次ページから紹介するような生活習慣をできるだけ身につけるように意識してください。

肩への悪影響を防ぐためのスマホ・パソコンの使用テクニック

現代日本人の生活には、スマートフォン（スマホ）や携帯電話、パソコンなどが必需品になっています。世の中の流れからみれば、これはしかたのないことです。しかし、関節の健康、特に肩周りの健康を考えるなら、使いかたには注意を払うようにしてください。

これらを使うときは、**うつむきや前かがみの姿勢になりやすく、首は前方に突き出す傾向があります。また、肩も前にズレて内向きになりやすいものです。**

つまり、こうした姿勢を取り続けることは、ストレートネックや巻き肩の〝温床〟になってしまうので、スマホ・携帯電話・パソコンなどは、少し工夫して使っていただきたいのです。

いずれについても、最大のポイントとなるのは「モニターの高さ」です。

スマホや携帯電話を操作するときには、本体を「顔の高さ」まで上げるようにしましょう。長時間操作しなければいけないときは、本体を持った手の脇の下に、反対の手で作った握りこぶしを入れると、疲れずに画面の高さをキープできます。

こうしたちょっとしたテクニックを駆使すれば、うつむきや前かがみなど、頸椎（けいつい）に悪影響を与える姿勢を防げるのです。

ちなみに、このテクニックは、読書をするときにも応用できます。

パソコンを操作するときも、モニターの高さを「顔の高さ」にできるだけ近づけることがたいせつです。

デスクトップ型のパソコンなら、目線がほぼ水平になる高さにモニターがくるように一度設置してしまえば、以降はモニターの高さをいちいち気にせずに済みます。ノート型パソコンの場合は、高さのある台の上に置くなどして、悪い姿勢にならないように注意しましょう。

また、マウスやキーボードの使いかたにも気を配ってください。

まず、マウスはできるだけ巻き肩にならない位置で操作すること。

また、「二の腕を引いて脇を締めながら操作すると、巻き肩になりづらい」という人もいるようなので、一度試してみてください。

キーボードのサイズも、巻き肩になるのをなるべく避けるには、大きめのものがいいでしょう。

ただ、このような工夫をしていても、パソコン作業時は30分おきぐらいに席を立ち、休憩するのが理想です。その際、**「肩・腕後方伸ばしストレッチ」（38ページ参照）のような動きをして、両肩を開くように意識してください。**

手提げ袋を持つときは「手のひらを前」に

あなたは、スーパーやコンビニエンスストアで買い物をした後、レジ袋・エコバッグをどのように持っていますか？

「手の甲を前に向けて持っている」という人は、その持ちかたを今日から変えましょう。

なぜなら、その要領で荷物を持ち続けることは、**肩〜腕を内向きにひねった内旋状態にしつつ、荷物の負荷をかけ続けることになるからです。**

これが巻き肩を助長する要因になることは、ここまで読んでいただいたかたなら納得いただけるはずです。

となれば、これからすべき持ちかたは、先ほどとは逆。**手のひらを前に向けて持つようにしてください。**

言うまでもありませんが、これは〝持ち手のある袋やバッグ〟ならすべてに共通した話です。重たい荷物を持つときほど、実行するようにしましょう。

ストラップや肩ひものあるタイプのバッグ・カバンを使うときも、肩へのダメージを軽減するコツがあります。

ストラップや肩ひもはできるだけ肩先に掛け、いわゆる斜め掛けにするのです。

「肩先」の位置は、触ってみて少し出っ張っているように感じられる部分の骨（肩峰（けんぼう））にすると理想的です。

反対に、**肩の中央〜首に近い部分にストラップ・肩ひもを掛けてしまうと、特に重い荷物の場合は棘上筋（きょくじょうきん）にダメージを与える可能性があり、鎖骨にも負荷がかかって胸郭出口症候群（きょうかくでぐちしょうこうぐん）の原因にもなります。**また、首に近ければ近いほど、重要な血管や神経がありますから、やはり避けておくのが賢明です。

背中側で手を組んで歩くのは◎
ポケットに手を入れて歩くのは×

では、荷物を持たずに、外を歩くときはどうでしょうか。

荷物という〝障害〟がないのなら、腰をいっそう伸ばした姿勢で、腕を後方によく振るように意識して歩くようにしましょう。

また、**両ひじを伸ばしたまま、背中側で両手を組み、肩〜腕全体を後ろに引くイメージをしながら歩くのもおすすめです。**

こうした歩きかたは、私自身も実践しています。

肩関節が動きやすくなり、肩関節を含めた全身の関節の連動性を高める歩きかたなのです。

これらとは対照的に、ズボンの前にあるポケットに、手を入れながら歩くのはNGです。そもそも、この歩きかたをするのは、**前かがみの悪い姿勢になって重心が崩れたせいで、このほうが楽に感じられるから。**しかし、だらだらと続けていたら、悪い姿勢と巻き肩はどんどん進行してしまいます。悪癖はできるだけ早く直すように意識してください。

寝るときの理想形「ゼロポジション」とは？

四十肩・五十肩を治すうえで意外と重要なのが、寝るときの体勢です。

就寝時に横向きに寝る習慣がある人は、四十肩・五十肩になりやすいのです。

そして、いつも横向きに寝ている人は、〝下にしている肩〟に、決まって症状が現れます。理由は、下にしている肩がどうしても巻き肩になり、そのうえ体重がのしかかってくるからです。


睡眠時の理想の体勢は、ずばり仰向けです。

加えて、**枕は使わず、両手のひらを上に向けて肩〜腕を外旋した状態を取れば、ベストの寝かたと言えます。**


実は、この体勢は「ゼロポジション」（129ページのイラスト参照）と呼ばれ、「全身の健康のために有益なもの」として知られています。

毎日の習慣にすれば、**四十肩・五十肩の２大原因であるストレートネックや巻き肩を、緩やかに矯正していく効果もあります。**基本的には、寝違いが起きることもありません。

ただ、これまで何十年間も枕を使っていたかたや、ストレートネックになっているかたなどは、枕なしでは寝つけないほどの違和感があるかもしれません。

そうした場合には、**枕の高さを少しずつ低くしていきましょう。**

用意するのは、数枚のタオルだけです。

それらのタオルを重ねて、現在使っている枕とほぼ同じ高さに調整し、その「タオル枕」でとりあえずひと晩眠ります。高さが同じ枕ですから、これならさほど違和感がないはずです。

翌日からは、1日につき1枚ずつのタオルを抜いていき、タオル枕をほんの少しずつ低くしていきます。

そして、最終的にはタオルなし、つまり枕なしで寝られるように、自分を慣らしていけばいいわけです。

また、仰向けのゼロポジションで眠り始めても、寝返りを打って横向きになるこ

■ ゼロポジション

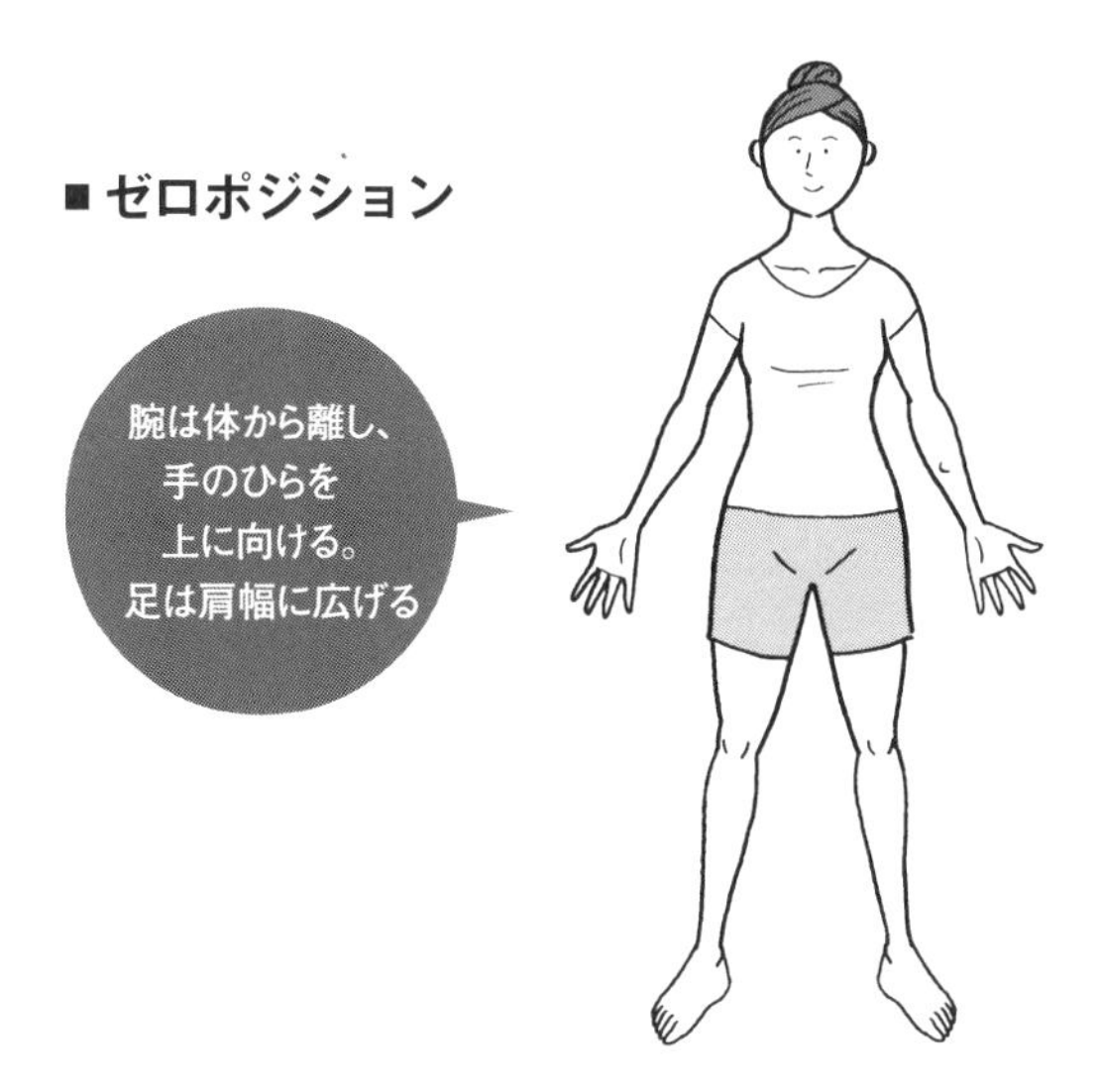

とがあります。そのときのために備えておきたいことがあります。

枕がない状態で横向き寝になると、頭が傾いてしまい、首に負担がかかります。もちろん、巻き肩にもなってしまいます。

こうした事態を避けるため、肩と同じぐらいの高さの枕を、頭の両脇にあらかじめ置いてから寝るのです。すると、寝返りを打って横を向いた際、その枕が頭を支えてくれて、巻き肩になることもありません。

この方法は、「どうしても横向きでないと眠れない」というかたにも有効です。

肩トラブルの解消・改善に効果大！ メリット多数のおふろを最大限に活用

四十肩・五十肩のケアでは、**肩周りはできるだけ冷やさず、温めておくのが基本です。** 激しい痛みが続く急性期だけは、患部を冷やす必要がありますが、通常はぜひ温めるようにしてください。

その意味で、積極的に活用したいのが「おふろ」です。

まず、**おふろに入ったとき、もしも痛みが強まるようなら急性期と判断できます。急性期は温めないほうがよいので、湯船に浸からずシャワーで済ませましょう。** 反対に、楽になったと感じられるなら急性期は過ぎているので、第1章のストレッチなどで肩関節を積極的に動かしたほうがいいと判断できます。

また、四十肩・五十肩の特徴である**夜間痛や、安静時でもジンジンする痛みを感じてつらければ、おふろに入るのが得策です。**

実際に入浴するときは、39度ほどの少しぬるめのお湯をバスタブに張り、首がすべてお湯に浸かる全身浴をしてください。

そして、〝痛みは治まっていても関節がまだ少し固まっている状態〟のかたなら、肩関節をゆっくり動かすようにします。

具体的には、**結帯動作や結髪動作（60ページ参照）**をするのがおすすめです。このとき、動かしづらい肩のほうの手を、反対の手で握ってゆっくり引っ張るといいでしょう。

お湯の中で温まりながらだと、いつもよりスムーズに動かせるはずです。そして、それが可動域を広げるトレーニングになるのです。

ただ、**全身浴はのぼせやすいので、お湯に浸かる時間は10分程度にするといいで**

しょう。

もちろん、おふろから出たら、湯冷めに注意してください。

髪の長いかたは、シャンプー後の濡れた髪を、ドライヤーできちんと乾かすこと。そのままにしておくと、せっかく温めた首や肩がすぐに冷えきってしまうからです。

「たすきがけ」をするだけで〝肩のピンチ〟は避けられる

たいていの仕事や家事をするときは、腕を前方に伸ばして行います。そして集中すればするほど、前傾姿勢になりがちです。

こうして首や肩が前に出ることは、当然ながらストレートネックや巻き肩の原因になり、肩トラブルの症状を現れやすくし、悪化も招きやすいものです。

そうしたピンチを避けるために活用できるのが、「たすきがけ」（134ページの写真右参照）です。**たすきがけをするだけで、腕を前に出して作業していても、両肩の位置は前に出なくなり、前傾姿勢にもなりません。**肩や背中の筋肉が過度に緊張することも防げるので、家の中など〝見た目〟を気にせずに済む環境ならフル活用しましょう。

最近では、たすきがけと同様のメリットを備えた姿勢サポートインナー（134ページの写真左参照）もあります。インターネットショップやスポーツ用品販売店などで入手できますから、セルフケアの一環として利用するのもいいと思います。

[姿勢サポートインナー]

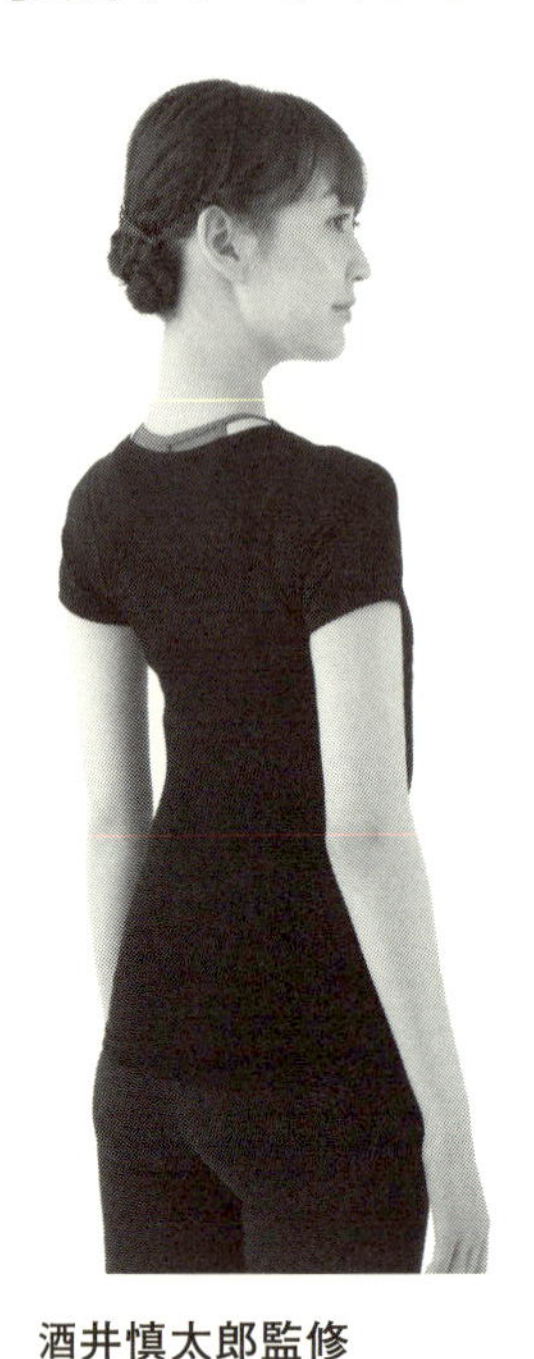

酒井慎太郎監修
姿勢サポートインナー

(株) ヴァルテックス
☎03-6418-1114
https://www.shop-v.jp/sakaiinner/

[たすきがけ]

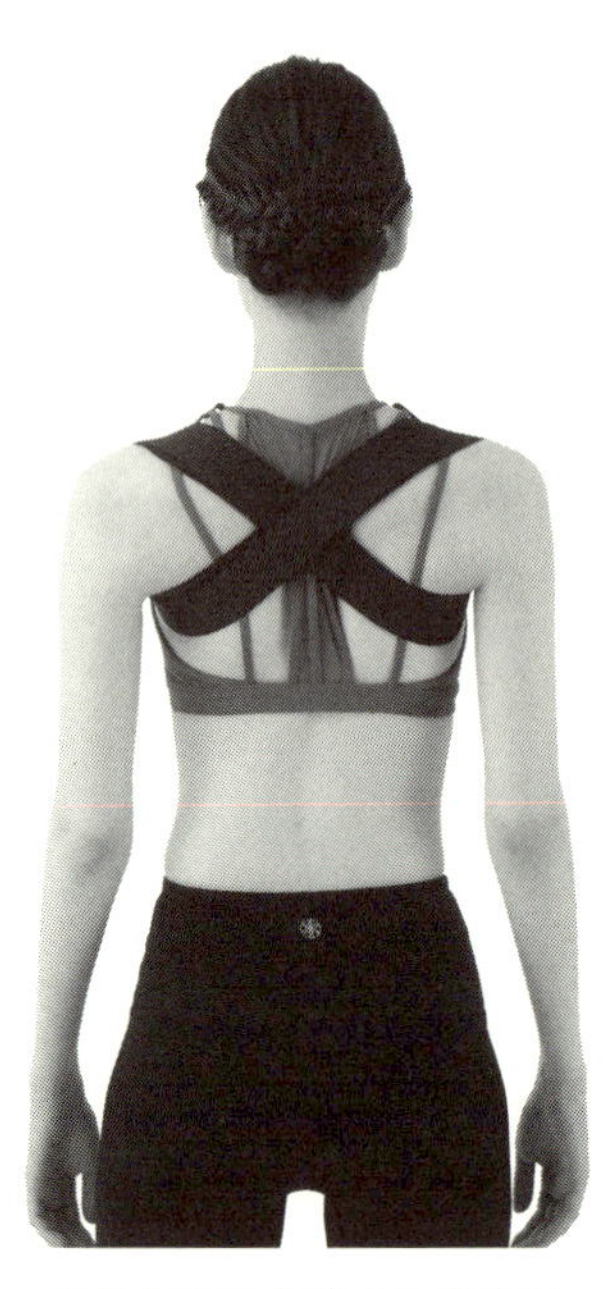

ひもを左脇（下）から背中に回して右肩（上）に。体の前面で右脇（下）に下ろす。さらに背中に回して左肩（上）に。背中でクロスするようにひもが両肩にかかったら、左肩でひもの両端を留める。

マッサージをするなら「やさしくなでる」が基本

小胸筋のマッサージのしかたは95ページで紹介しましたが、その他の肩周りの筋肉をマッサージするなら、物足りないぐらいの強さ・時間でとどめるようにしてください。

これは、お店などで施術を受ける場合も同様です。

筋肉に対するマッサージ効果は、「なでるぐらいの力加減で10分以内」でも、じゅうぶんに発揮されます。この目安を超えたマッサージは、受けても意味がないどころか、むしろ逆効果なので断るのが正解です。

また、**マッサージ器具やツボ押しグッズの類いは、使わないのが賢明です。**

すでにお話ししたとおり、肩周りの筋肉は他の部位の筋肉と比べて薄く、繊細な組織です。強い力を狭い面積の1カ所に集中して加えてしまうと、筋肉組織の損傷につながります。すでにある炎症を悪化させたり、新たな炎症を生み出したりする可能性もあります。

さらに、炎症を起こして硬くなった筋肉を、ツボ押しグッズなどでさらに押し込むと、筋肉の奥にある関節をよくない方向に固まらせるおそれまであるのです。

ですから、マッサージをしたいなら、自分の手で行えばじゅうぶんです。26〜27ページの写真を参考に、目的になる疾患部を定めたら、あくまでもやさしくマッサージするようにしましょう。

日常生活に潜む〝爆弾〟に要注意！

私は本章の冒頭で、肩周りのトラブルが顕著になる経緯をお伝えしました。それは、「よくない生活習慣を続けた後、あるときから痛みがバーッと出てしまう」というものでした。

痛みが顕著になる「あるとき」は、日常生活中のちょっとしたアクシデントのタイミングであることが少なくありません。

例えば、犬の散歩中にリードを急に引っ張られたとき。車の運転でハンドルを急に切らなければいけなかったとき。足下に転がってきたボールを持ち主に投げ返すときも、当てはまります。

このように、**ちょっとしたアクシデントで肩周りにダメージが加わると、それで"爆弾"に着火したかのように、肩トラブルによる痛みが如実に現れることはよくあるのです。**

同じことは、痛みが1段階強くなる場合にも当てはまります。そうしたリスクを避けられるよう、普段から自分の肩のことを気遣ってあげるようにしてください。

第6章

四十肩・五十肩を治すとさらに健康で若々しくなる！

日常的なストレスが大幅に減り、睡眠の質が向上する

四十肩・五十肩や肩トラブルを治し、肩周りの関節・筋肉・腱などの異常を正すと、その好影響はさまざまな形で現れます。

例えば、**肩の可動域が広がったり、痛みも解消・軽減されたりすれば、これまで困難だった動きに滑らかさとキレが出て、家事・仕事・運動などをスムーズにこなせるようになります。**

また、毎日のふとした場面での悩みから解放されるので、イライラするようなストレスが大幅に軽減します。

「服に袖を通すのもつらいので、着替えに時間がかかる」

「ブラジャーのホックを背中側ではなかなか留められない」

「髪を整えたりシャンプーをしたりするのもキツい」

「少し高い場所にあるものを取るだけでひと苦労」

　こうした煩わしさが消えるのです。

　四十肩・五十肩の特徴である夜間痛が治まるので、「寝つけない」「夜中に目覚めてしまう」といったことがなくなり、睡眠の質も向上します。

　同様に、安静痛もなくなるので、じっとしていても肩周りがジンジンするうっとうしさがなく、いつも気分よく過ごせます。

　ただ、こうした直接的な効果と変化だけではありません。セルフケアを継続する中で、「えっ、そんないいこともあるの⁉」と感じるような〝副産物〟もよくもたらされます。

そうした内容を、これから順にお話ししていきましょう。

呼吸が深く楽にできるようになり、やっかいな胸の痛みも撃退

全身の関節や筋肉は連動していますから、ストレッチや生活習慣の改善によって肩周りの関節・筋肉などが正常な状態に戻れば、肩との連携度の高いところの不調もよくなっていきます。

まず、**頸椎（けいつい）のストレートネックがなくなり、肩甲挙筋（けんこうきょきん）や胸鎖乳突筋（きょうさにゅうとつきん）などの筋肉に余計な負荷がかからなくなるので、首の張り・こりがなくなります。**

また、**呼吸が深くなって落ち着き、喘息（ぜんそく）の症状が軽快したかたもいます。**

これは、胸鎖関節や肩鎖関節、胸郭などの構造が自然と矯正されたからです。

ストレートネックや巻き肩があると、体が前方に倒れるようなかっこうになるため、鎖骨の両端にある胸鎖関節・肩鎖関節は詰まって動きが悪くなり、胸郭も前方へ倒れてつぶれたような構造になってしまいます。

しかし、**本書にあるセルフケアを実践していれば、前記した肩の関節や胸部の構造が正されるので、全体で〝大きなカゴ〟のような形の胸郭に収まっている内臓もプレッシャーを受けなくなります。**

こうした変化が、呼吸器系に恩恵をもたらしたのです。

非常に大きなサイズの肺という器官は、胸郭内部の大部分のスペースを占め、その上部は鎖骨よりも上に突き出すようなかっこうになっています。肺につながる気管も、胸郭の中に入り込んでいます。

ですから、胸鎖関節・肩鎖関節・胸郭の構造上のいい変化が、呼吸を楽にするのは当然のことと言えるわけです。

ちなみに、胸鎖関節については、**鎖骨と胸骨の噛み合わせが悪いままだと、病院の呼吸器科や内科で検査を受けても「異常なし」と診断されがちな胸痛を感じる場合があります。**胸の痛みだけでなく、胸鎖関節のところが腫れてきたり、パキパキと音がしたりすることもあります。

このような、いくら調べてもらってもよくわからなかったトラブルも、胸鎖関節の状態をよくすると、改善・解消に向かうことが期待できます。

胃炎・逆流性食道炎などの症状が改善！ 脳梗塞のリスクも回避

前項で説明した胸郭の構造上のいい変化は、さらなる不調の克服につながっています。

当院の患者さんの実例では、**胃炎・逆流性食道炎などの症状が改善・解消に至っています**。

これらはおそらく、胸郭のゆがみが正され、内部のスペースに余裕ができたことで、胃が本来の正しい位置に戻り、圧迫されるようなストレスから解放され、筋肉も正常に働くようになったためと推察されます。

また、肩トラブルの元凶であるストレートネックを放置していると、**脳に血液を送る頸動脈の詰まりを起こしやすく、脳梗塞のリスクが高まる**という内容が医療論文で発表されていますから、この疾患の予防にもつながるでしょう。

血管を〝長いホース〟と考えれば、悪い姿勢でいるよりも、いい姿勢でいるほうが円滑な流れになるのは当然のことです。

さらに言うと、脳から背骨に沿ってある脊髄、そこから各所に伸びる神経の流れもよくなり、指令や情報の行き来がスムーズになるので、**自律神経失調症の予防にもなると考えられます。**

なかなかよくならない顎関節症の症状も軽快

肩トラブルが改善・解消に向かうと、あごの関節＝顎関節の具合もよくなります。

実際、私の患者さんでは、肩の調子が上向くにつれ、顎関節症による「あごが痛い」「口が大きく開かない」「口の開閉時に音が鳴る」といった症状がよくなる例が数え切れないほどあります。

「ストレートネックがひどくなると、顎関節症を引き起こしやすくなる」とは、よく言われていることです。

骨格的に考えれば、**頸椎の動きが悪くなってくると、その頸椎と両あご（顎関節）の3点にかかる負荷が増大するため、容易に想像できます。**

また、うつむきの姿勢を長く続けていると、胸骨・鎖骨から側頭部にかけて斜めに伸びている筋肉（胸鎖乳突筋）が張ってきて、あごの横あたりの部分もこわばってきます。

しかしここで、四十肩・五十肩のセルフケアを行うと、ストレートネックを矯正できます。頸椎を中心とした姿勢や、鎖骨の動きもよくなりますから、胸鎖乳突筋という筋肉の機能も正常な状態へ近づいていきます。

その結果、**歯科・口腔外科・整形外科などで受けてきた〝あご周りだけのピンポイント治療〟ではほとんどよくならなかった顎関節症の症状が、軽減したり治ったりするのです。**

ストレートネックという、肩トラブルの根本を治すと、顎関節にも自然と好影響が現れる――。これは間違いないことです。

皆さんの中にも、肩周りの動かしづらさや痛みとともに、顎関節症に悩んでいる人はいらっしゃるでしょう。

これまでなかなか改善していなくても、ストレートネックを解消することで、肩トラブルと顎関節症がともによくなる可能性はじゅうぶんあると思います。

二重あご・首のシワ・クマ・くすみを一掃！

周りの人たちからもわかる外見上の変化も、〝副産物〟としてもたらされることが多々あります。

ストレートネックと巻き肩を矯正し、胸を開いた姿勢になると、あなたの印象は大きく変わります。

背を丸めた姿勢のせいで「気が弱そう」「消極的」と見られていたかたは、姿勢が改善されることにより「堂々としている」「なにごとにも積極的」という好印象を周りに与えるでしょう。

輝くような明るさや、内面からあふれる凛とした美しさも強調されると思います。苦痛に顔をゆがませることなく、いつもイキイキとした表情でいられるのも、当然ながらすばらしいことです。

さらに、美容面でのプラス効果まで大いに期待できます。

巻き肩でなくなれば、鎖骨やデコルテ部分は以前よりもずっときれいに見えます。バストアップした印象も与えるでしょう。

また、**ストレートネックを治し、うつむき姿勢をやめると、二重あごや首のシワ**

の予防・解消にもつながるのです。

ストレートネックやうつむきの姿勢で首を前に出していると、脊柱起立筋（せきちゅうきりつきん）・肩甲挙筋などの「首の背面にある筋肉」ばかりが使われ、緊張を強いられます。

その一方、首の前面にある筋肉はほとんど使われず、ゆるんできてしまいます。

こうしてハリを失った筋肉が、重力などの影響で下がってくるのは当然です。さらに、使われない筋肉には脂肪がつきやすいので、輪をかけて二重あごになりやすく、頸椎の5～7番あたり＝首の下のほうのシワも現れやすいのです。

反対に、**ストレートネックやうつむき姿勢を克服すると、頸椎がスムーズに動き、首周りの筋肉がまんべんなく使われて、それらの筋肉に余計な脂肪がつきにくくなります。**

そのため、二重あごや首のシワが予防できたり、改善できたりして、フェイスラインがシャープになるのです。

加えて、こうして**首~肩が健康になると、顔・首・肩周り・全身を巡る血液・リンパの流れがよくなるため、クマやくすみが薄くなり、若々しい印象になっていきます。**〝老けた感じ〟は一変し、血色がよく、ツヤと張りのある肌をも手に入れられるのです。

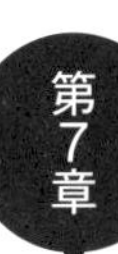

よくある疑問をすべて解消!
肩トラブル対策Q&A

Q そもそも、四十肩と五十肩の違いってなんですか？

A 症状や発生メカニズムは同じで、年代に合わせて名称が異なるだけです

「肩を動かしづらい」「痛みがある」といった症状、それらの症状の原因、発生メカニズムなども、四十肩と五十肩で変わりはありません。ですから単純に、「40代の人に起きれば四十肩、50代の人に起きれば五十肩という名で呼ばれている」と考えていただいてけっこうです。

もちろん、すでにお話ししましたが、**いずれも医学的な正式名称は「肩関節周囲炎（かたかんせつしゅういえん）」です**。

そもそもは、五十肩という言葉のほうが先に生まれたようです。江戸時代の国語辞典に五十肩の項目があり、「50歳ほどの長生きをするとよく起こる病気」との内容が記されています。四十肩は、同じ症状が40代で起こることから、後に造られた言葉でしょう。

また、別の古典では、死期の前に現れる症状とも書かれているそうです。１９５0年代より以前、日本人の平均寿命は50代以下でしたから、それも不思議なことではありません。

いずれにしても、「名称が違うだけで〝中身〟は同じ」ということです。

Q 腕が上がらないのも肩が痛いのもすぐに治したい。セルフケアはどちらによく効きますか？

A 一般的には、痛みが治まってから、関節の動きがよくなります

四十肩・五十肩の症状が現れる際、通常は肩関節の可動域が狭まってから、痛みを感じるようになります。

逆に、症状がよくなっていく場合は、痛みがまず治まってから、関節の可動域が

広がっていくパターンが一般的です。

この点を覚えておけば、実践するストレッチの種類・回数などを調整する目安にもなるはずです。

また、痛みが治まっていく経過にも、よくみられるパターンがあります。関節の痛みというものは、〝小さな波〟を何度か繰り返しながら治まっていくものです。

例えば、「現在の痛みのレベルを100」「解消されたときの痛みのレベルを0」とすると、いったん70まで下がったと思ったら75に上がり、その後も60まで下がったら65に上がるということを繰り返しつつ、全体的に見れば0に向かって近づいていきます。

痛みと可動域のよくなる順番に加え、こうした痛みの解消パターンも頭の片隅に置いておくと、必要以上に不安にかられることなく、むしろ積極的にセルフケアを行えると思います。

Q すべてのストレッチをやらないといけませんか？

A 初めは1～2種類からでもいいので、とにかく始めてみましょう

本書をここまで読んでいただいたかたならば、9つのストレッチのそれぞれに、とても重要な意味があると理解していただけたと思います。

いずれも、肩周りのトラブルの発生メカニズムに対応しているうえ、肩～腕の動かしづらさや痛みの原因を根本的に解消できるものです。

しかも、肩周りの異常は進めば進むほど、複数の疾患を併発するケースが少なくないため、**できれば9種類、少なくとも基本の3種類のストレッチは実践していただきたいのです。**

ただ、「それでもいきなり始めるのは難しい」と思われるかもしれません。その場合は、〝0か100か〟と考えてなにもしないより、1～2種類からでもいいので、とにかく始めていただきたいと思います。

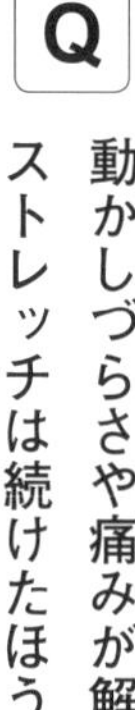

Q 動かしづらさや痛みが解消してからも、ストレッチは続けたほうがいいですか？

A 実践頻度や種類を少なくしてもいいので、できるだけ続けていきましょう

可動域の制限や痛みが治まったということは、問題のあった関節・筋肉などの状態が改善し、以前よりも機能が向上しているでしょう。それはもちろん、いいことです。

しかし、第5章でお伝えしたように、**可動域制限や痛みの発症には、日常生活の習慣が大いに関係しています**。ですから、つらい症状が治まっても、悪い生活習慣を繰り返してしまうと、再発することはじゅうぶんにありえます。

そのため、症状がひとまず解消されたとしても、しばらくはストレッチを続けることをおすすめします。

実践する頻度を少なくして、1日1回でもOKです。また、何種類かのストレッ

チをしていたところを、**「基本のストレッチ」3種類（30〜35ページ）のいずれかをするだけでもかまいません。**

それが、四十肩・五十肩の再発防止に役立つだけでなく、ストレートネックや巻き肩の予防にもなるので、全身の健康増進にもプラスになるのです。

Q ストレッチはいつするのがいいですか？効果がアップする時間帯はありますか？

A 特に実践していただきたいのは朝です

関節のために行うストレッチは、できることなら朝に行ってほしいものです。

なぜなら、**一日の始まりに関節のコンディションを整えると、日中に体が動きやすくなるからです。**また、特に意識をしなくても、いい姿勢になりやすいというメリットもあります。
その後、昼の3時ぐらいと、夜の入浴後にも実践していただければ理想的です。しかし、忙しくてなかなかそうもいかないでしょうから、初めのうちは「1日1回はとにかく行う」というところから始めればいいと思います。

Q 四十肩・五十肩になりやすい仕事はありますか?

A 職業・職種よりも、仕事をするときの姿勢のほうが重要です

確かに、チョークを持って腕を上げる学校の先生、ハサミを持って腕を上げる美容師などは、その体勢から「四十肩・五十肩になりやすそう」と感じるかもしれませんね。しかし実情は、そういうわけでもありません。
例外は、野球のピッチャーやテニス選手などのプロアスリート。肩~腕を力いっ

ぱい内旋させる動きを、無数に繰り返しているためです。

一般の仕事なら、職種による影響はさほど気にしなくてだいじょうぶです。

また、参考までにお伝えしておくと、利き手のほうがなりやすいということもありません。

気にするなら、やはり**仕事をしているときの姿勢のほうが重要です。**

理由は、もうおわかりでしょう。何度かお話ししたように、現代日本人の生活スタイルは公私を問わず、ストレートネックや巻き肩に直結する姿勢を取りやすいからです。

特に、スマートフォンやパソコンを使うときには注意が必要なので、120〜122ページの内容をできるだけ実践するようにしてください。

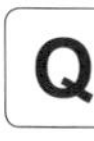

肩の脱臼の痛みもストレッチでよくなりますか？

A　外傷性の要素が強いため、医師の判断を仰いでください。

「肩の脱臼」には、大きくわけて「肩関節脱臼」と「肩鎖関節脱臼」の2種類があります。

一般によく知られているのは、前者のほうでしょう。

肩関節脱臼では、肩甲上腕関節の関節包が衝撃で破れて、たいていは上腕骨の先端（骨頭）が前方に飛び出した状態になっています。

きっかけとなる衝撃としては、転んで手をバンと地面につくこと、急激に腕を引っ張られること、野球のオーバースローのような動きがあげられます。

つまりは、「ケガによる外傷」です。

一方の肩鎖関節脱臼は、その名こそあまり知られていませんが、日常生活中に比較的よく起こるものです。

■肩鎖関節脱臼になったら

鎖骨の端が盛り上がり、
脇にくぼみもできる。
鎖骨を押すと上下に動く
（ピアノキーサイン）

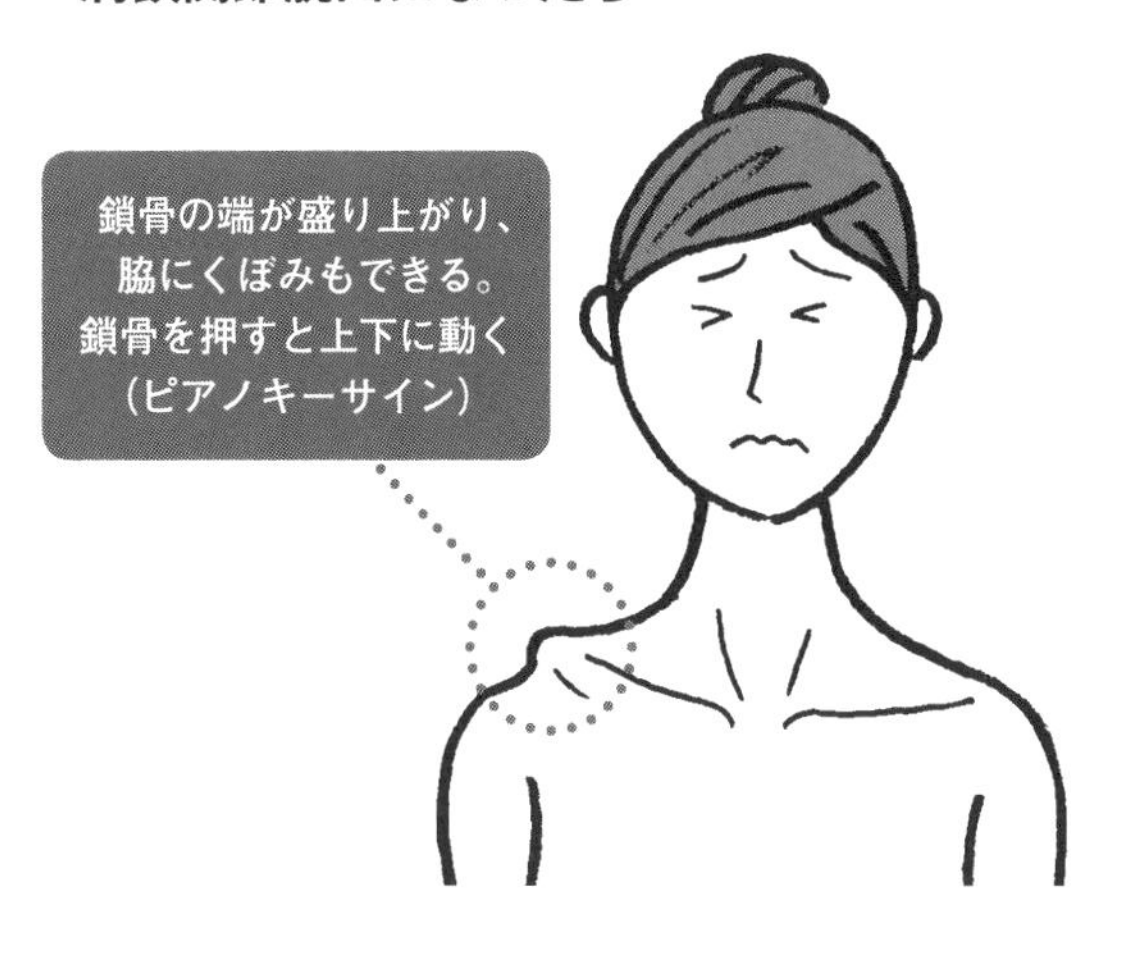

こちらは、肩鎖関節を構成している靱帯（じんたい）の損傷・断裂によって、その部位がボコッと盛り上がったり溝ができたりします。

そしてこちらも、転んだときや柔道で投げられたときなどに、バンと手をついたことがきっかけになりますから、やはり「ケガによる外傷」と捉えられるのです。

本書で取りあげてきた疾患は、いずれも日常生活のよくない習慣が積み重なって現れるものですから、これらは〝種類が少し違うもの〟です。

そのため、本書のストレッチは行わず、医療機関を受診してください。

Q **ストレートネック対策をもっと手軽にする方法はありますか？**

A **「テーブルあご押しストレッチ」を取り入れてみましょう**

本書では、ストレートネック対策として**「肩甲骨テニスボール＋あご押しストレッチ」（30ページ参照）**を紹介しています。このストレッチでも、ストレートネックの構造を根本的に矯正するうえで、非常に高い効果があります。

効果の高さを優先してピックアップしたのですが、**「仕事のちょっとしたスキマ時間にもできる」という利便性を優先させるなら「テーブルあご押しストレッチ」という方法もあります。**

このストレッチも、やりかたは実に簡単です（左ページ参照）。

テーブルあご押しストレッチ

スキマ時間にストレートネックを矯正！

いつでもどこでも行える、ストレートネック対策の特効ストレッチ。イスに座ったままできるので、外出先や職場などでも実践しましょう。

1 タオルをあごの下にセットする

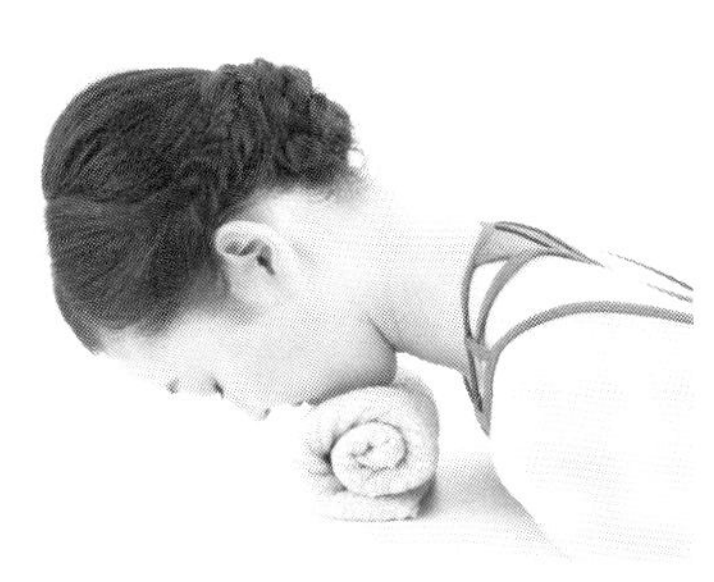

縦半分に折ったフェイスタオルをきつめに巻く。机やテーブルなどの上に顔を伏せてから、巻いたタオルをあごの下にセットする。自宅の場合は、たたみやフローリングなどの硬い床にうつぶせになってもよい。

2 タオルにあごを押し込む

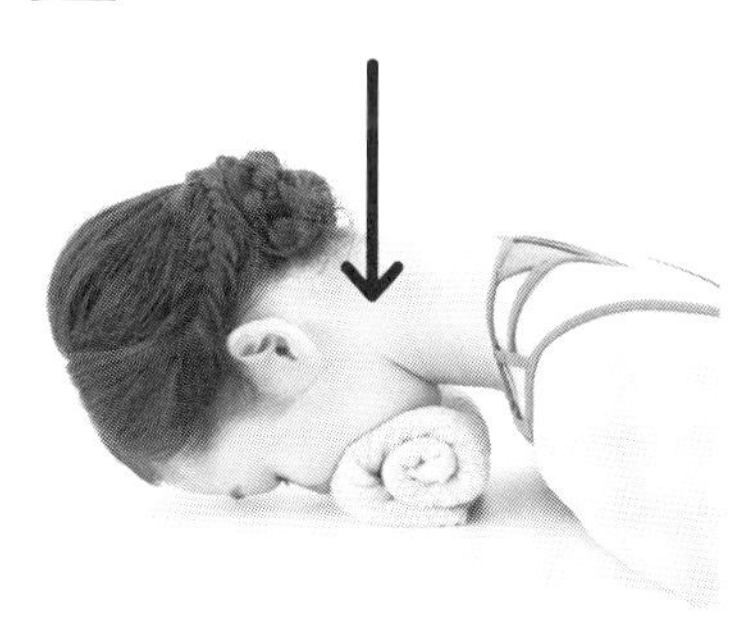

首の力を抜き、あごの下にあるタオルに頭の重みをかける。その体勢を１～３分間キープ。回数の目安は、１日１～３回。床と顔がなるべく平行になるようにして、首を後方にジワーッと押し込むイメージで行うと効果的。

仕事や勉強の休憩時間にでも、目の前にある机にタオルを置き、その上にあごを乗せて頭の重みをかけるだけ。

これだけで、頸椎（けいつい）の下のほうに「後方へシフトする力」が伝わります。

ただ、**上半身を机に向かって倒すため、机の端に肩を掛けたり、背中側で手を組んだりして、巻き肩にならないように注意しましょう。**

ちなみに、机を使わず、体勢をうつぶせにして同じ要領でストレッチをすると、いっそう高い効果を得られます。時間があるときに、自宅で試してみてください。

Q 痛みがほんとうにつらいときは、痛み止めを飲んでもいいですか？

A はい。頼りすぎない程度で、上手に服用しましょう

急性期の痛み、就寝中に目を覚ますほどの痛みは、おっしゃるようにほんとうにつらいものです。

特に、**落ち着いて睡眠を取ることは非常に重要なので、そうした場合には消炎鎮痛剤を服用していただいてけっこうです。**

厚生労働省の研究班が作成した「慢性疼痛治療ガイドライン」でも、ロキソニンやボルタレンなどの非ステロイド性消炎鎮痛剤は、運動器疼痛に対して「使用することを強く推奨する」とされています。

頭痛に対しては「使用することを弱く推奨する」とされていますから、頭痛よりも本書にある疾患に対して使うほうが、よりすすめられていることになります。

ただし、**いつまでも薬に頼っていても、根本的な解決にはたどり着けません。**その痛みのもともとの原因である関節・筋肉の異常はじわじわと進行してしまいますから、**ひどい痛みが落ち着いたら、関節や筋肉に起こった異常を正すケアに取り組むようにしましょう。**

それこそが、四十肩・五十肩ときっちり決別する方法なのです。

症例の中にある「体外再生圧力波」とはなんですか？

A 尿路結石の石を砕く方法と同じメカニズムの療法です

100ページの症例で登場する「体外再生圧力波」とは、**患部を切ることなく、特殊な機器でピンポイントに圧力波（衝撃波）を当てて、組織の再生を促す治療法です。**

尿路結石の石を砕く方法と同じ理論で、問題のある組織をあえて破壊し、新しい細胞でできた組織に生まれ変わらせることが目的になります。

ただし、尿路結石を砕く場合と比べ、組織の再生を促す場合に出力される圧力波のレベルは10分の1程度です。

それでも、筋肉・腱・靱帯（じんたい）など、かなり固くなった組織に対して用いると、非常に高い効果があります。**セルフケアを続けても、「変化がどうしても現れない」という場合には、試す価値があるでしょう。**

おわりに

四十肩・五十肩の症状は、**30代であろうが70代であろうが、年代を問わずに現れます。**

また、四十肩・五十肩の現れやすい仕事・職種などというものもありません。

さらに言うと、利き手のほうに症状が出る傾向もなく、男女どちらかがなりやすいということもないのです。

ただし、四十肩・五十肩になる人と、ならない人には、決定的な違いが1つあります。**「性格がズボラであるか、そうではないか」という点です。**

ズボラで面倒くさがりのかたは、あまり動こうとせず、動くとしても楽をしようとします。**それはつまり、関節と周囲の組織をあまり動かさず、老化させていくことを意味しています。ですから、肩～腕の可動域はどんどん狭まり、痛みが顔を出すのです。**

一方、たとえ高齢者と呼ばれるかたでも、肩の痛みなどまったくなく、思うままに肩～腕を動かせる人もいらっしゃいます。そうしたかたは間違いなく、普段から肩周りをよく動かしています。背中をかくときに孫の手を使ったりしません。ほんの少し遠くにあるものを家族に取ってもらったりすることもないのです。

そんな元気な90歳のかたを、私は実際に知っています。

これからは第1章にあるストレッチをはじめとして、肩周りを動かすことを面倒がらずに実行するようにしてください。

そして、せっかくストレッチをするならば、「現在の可動域の限界＝１００％を少し超えた１１０％ぐらいのところ」まで、おっくうがらずに肩～腕を動かすようにしてみましょう。

私は29ページで、その実践加減を「『イタ気持ちいい』と感じる程度」と表現しましたが、お伝えしたいことはまったく同じです。

その場しのぎの考えかたを捨て、「プラス10％ぐらいを目標に動かそう！」という意識を持ち、実際に行動を積み重ねていくと、「ちりも積もれば山となる」のことわざが現実化します。

ほんとうに四十肩・五十肩の元凶を遠ざけることができ、関節の可動域を広げられ、痛みを退治することもできるのです。

日常生活習慣も改めると、いっそうの〝追い風〟が吹くのは言うまでもないでしょう。

本書では、インピンジメント症候群（腱板損傷）や、肩周りの主要な筋肉や腱に起きた炎症なども、〝広い意味での四十肩・五十肩〟として扱っています。

読者の皆さんにとっては、疾患の厳密な定義や意味よりも、自分の肩にあるトラブルの改善・解消法のほうがよっぽど重要でしょう。

だからこそ私は、広い意味での四十肩・五十肩という画期的な視点で、**肩周りに起こる主なトラブルを厳選し、根本的に治す方法をできるだけわかりやすく1冊にまとめたつもりです。**

ぜひ、非常に効率的で効果の高い方法の数々を、始められるものから実践してみてください。

より多くのかたがたの不調を治すため、この本が役立つことを心の底から願っています。

最後になりましたが、本書を出版するきっかけをいただいた学研プラスの泊久代さんと関係者の皆様、原稿の構成を手伝ってくださった松尾佳昌さん、ほんとうにありがとうございました。

また、私を日々支えてくれている弊社のスタッフおよび家族、そして私に学びの機会を与えてくださる当院の患者さんの皆さんに、心から感謝いたします。

さかいクリニックグループ代表　酒井慎太郎

[著者紹介]

酒井慎太郎（さかい しんたろう）

さかいクリニックグループ代表。千葉ロッテマリーンズ オフィシャルメディカルアドバイザー。中央医療学園 特別講師。柔道整復師。テニスボールを使用した矯正の考案者。整形外科や腰痛専門病院などのスタッフとしての経験を生かし、腰・首・肩・ひざの痛みやスポーツ障害の疾患を得意とする。解剖実習をもとに考案した「関節包内矯正」を中心に、難治のひざ痛や、腰痛、肩こり、首痛の施術を行っており、プロスポーツ選手や俳優など多くの著名人の治療も手がけている。ＴＢＳラジオ「大沢悠里のゆうゆうワイド 土曜日版」でレギュラーを担当。テレビ番組では「神の手を持つ治療家」として紹介されるなど、マスコミ出演も多数。著書「自分で治せる」シリーズ（学研プラス）の一部は実用書としては珍しく、ドイツ語等に翻訳されヨーロッパ全域で読まれている。

さかいクリニックグループ

〒114-0002　東京都北区王子5-2-2-116

☎03-3912-5411

[STAFF]

デザイン	轡田昭彦＋坪井朋子
撮影	山上 忠
DTP	八重洲PRセンター
モデル	中井さくら（スペースクラフト）
ヘアメイク	平塚美由紀
イラスト	中村知史
編集協力	松尾佳昌
企画編集	泊 久代（学研プラス）

四十肩・五十肩は自分で治せる！

2019年10月22日　第1刷発行
2022年7月6日　第5刷発行

著者　酒井慎太郎
発行人　川田夏子
編集人　滝口勝弘
発行所　株式会社 学研プラス
〒141-8415　東京都品川区西五反田2-11-8
印刷所　中央精版印刷株式会社

この本に関する各種のお問い合わせ先

本の内容については、下記のお問い合わせフォームよりお願いします。
https://gakken-plus.co.jp/contact/
在庫については　TEL03-6431-1250（販売部）
不良品（落丁、乱丁）については　TEL0570-000577
学研業務センター　〒354-0045 埼玉県入間郡三芳町上富279-1
上記以外のお問い合わせは　TEL 0570-056-710（学研グループ総合案内）

学研の書籍・雑誌についての新刊情報・詳細情報は、下記をご覧ください。
学研出版サイト　https://hon.gakken.jp/